Elsbeth von Staehr

Der große Atemzug fürs Kind

Schwangerschaftsgymnastik
Geburtsvorbereitung
Geburt

Springer-Verlag
Berlin Heidelberg New York
London Paris Tokyo
Hong Kong

Elsbeth von Staehr
Kantstraße 59, D-5600 Wuppertal 1

Teile dieses Werks basieren auf dem im J.F. Bergmann Verlag München erschienenen Buch
„Elsbeth und Hermann von Staehr,
Wie verhalte ich mich bei Schwangerschaft, Geburt und Rückbildung"

Mit 54 Abbildungen und zwei Übungspostern

ISBN 3-540-51530-5 Springer-Verlag Berlin Heidelberg New York
ISBN 0-387-51530-5 Springer-Verlag New York Berlin Heidelberg

CIP-Titelaufnahme der Deutschen Bibliothek
Staehr, Elsbeth von: Der grosse Atemzug fürs Kind : Schwangerschaftsgymnastik, Geburtsvorbereitung, Geburt / Elsbeth von Staehr. – Berlin; Heidelberg; New York; London; Paris; Tokyo; Hong Kong : Springer, 1990
ISBN 3-540-51530-5 (Berlin...) brosch.
ISBN 0-387-51530-5 (New York...) brosch.

Umschlagentwurf und Gestaltung der Übungsposter:
Susanne Eisenschink, D-6805 Heddesheim

Satz und Druck: Druckhaus Beltz, D-6944 Hemsbach über Weinheim
Bindearbeiten: J. Schäffer GmbH & Co. KG., D-6718 Grünstadt 1
2121/3130-54321 – Gedruckt auf säurefreiem Papier

Dem Andenken
meines Mannes

Dr. med. *Hermann von Staehr*
12.3.1895 – 9.6.1979

ohne den mir dies alles
nicht möglich
geworden wäre

Vorwort

Als ich 1936 mein erstes Kind erwartete, machte ich erstmals Bekanntschaft mit dem damals ganz neuen Konzept der „natürlichen Geburt“ von D.G. Read. Und das Konzept bewährte sich: Unterstützt von meinem Frauenarzt und von meinem Mann wurde die Geburt zu einem beglückenden Erlebnis.

Diese Erfahrung sowie die aus 4 weiteren Geburten waren dann die Grundlage eines ersten Geburtsvorbereitungsprogramms für Schwangere mit Übungen und Verhaltensweisen, die ich selbst erprobt hatte. Und irgendwann war daraus mein neuer Beruf geworden: Geburtsvorbereiterin.

„Vorbereitete“ Frauen benötigen weniger Medikamente, haben kürzere Gebärzeiten, und auch die anfangs nur zögernd zugelassenen Partner können eine echte Hilfe sein. Ein Geburtsvorbereitungskurs (oft nicht ganz richtig „Schwangerschaftsgymnastik“ genannt) gehört deshalb heute für die meisten werdenden Mütter und zunehmend auch Väter zum festen Programm.

Mein neues Buch wendet sich sowohl an die Schwangeren und ihre Partner, die vor dem unbekannten Ereignis Geburt stehen, als auch an die Geburtsvorbereiterinnen und an die Hebammen, die das Paar während der Geburt begleiten und die Vorbereitung und Nachsorge durchführen.

Drei Grundelemente stehen im Mittelpunkt:
- Gymnastik und Bewegung, um Vertrauen in die eigene Körperlichkeit aufzubauen,
- Atmung, um dem Kind jederzeit ausreichend Sauerstoff zuführen zu können,
- Entspannung, um Angstschmerz und Panik zu vermeiden und sich dem natürlichen Geburtsverlauf überlassen zu können.

Die über 12000 Frauen, die ich in gut 40jähriger Tätigkeit auf die Geburt vorbereitet habe, haben mir gezeigt: Jede Frau entwickelt ihre eigene, nur auf ihren Körper und ihre Seele zugeschnittene Gebärform. Dieses Buch gibt deshalb keine starren Anweisungen für den Geburtsablauf, sondern zeigt Möglichkeiten der individuellen Selbstgestaltung. Möge es damit vielen Müttern helfen, ihr Kind sanft auf die Welt zu bringen.

ELSBETH VON STAEHR

Herzlich danken möchte ich Eva und Heinz Bülhof, Barbara und Martin Pohlmann sowie Ulrike Cornelius, die sich für die Fotoaufnahmen zur Verfügung stellten. Sie alle haben sich in 10 Gruppenstunden mit jeweils 6 Frauen und in 4 Doppelstunden mit Partnern auf die Geburt vorbereitet. Die Geburt von Julian-Frederic Bülhof dauerte 5 Stunden, Medikamente und Dammschnitt waren nicht nötig. Dominik Pohlmann kam nach 4½-stündiger Geburt zur Welt, ebenfalls ohne Medikamente und Dammschnitt. Bei Tim-Oliver Cornelius dauerte die Geburt wegen Steißlage länger, eine Periduralanästhesie und ein Dammschnitt waren nötig.

Alle Frauen berichteten, daß neben der Unterstützung durch Hebamme und Arzt der Partner die entscheidenden Hilfen gab, durch Mitatmen, Mutmachen, Loben, durch Massage und einfach durch seine Nähe.

Inhaltsverzeichnis

Die auf den beiden Postern abgebildeten Übungen finden Sie auf den Innenseiten der Umschlagklappen beschrieben.

Kapitel 1
Schwerpunkte der Geburtsvorbereitung

Read, Lamaze, Leboyer

Kein Konzept der modernen Geburtsvorbereitung ist ohne die Arbeit der drei international bekannten Pioniere auf diesem Gebiet denkbar: Dick Grantley Read, Ferdinand Lamaze und Frédérick Leboyer.

In den 30er Jahren horchte man auf, als der englische Gynäkologe Dr. Read mit seinem Buch „Childbirth without fear“ an die Öffentlichkeit trat. Sein zentrales Anliegen war es, den Frauen verständlich zu machen, daß Angst Schmerzen macht, Schmerzen, die zusätzlich zum natürlichen Wehenschmerz ausgehalten werden müssen. Diese Angst und damit den zusätzlichen Schmerz wollte Read den Frauen durch Aufklärung und durch eine warme Atmosphäre im Kreißsaal ersparen. Etwas irreführend hieß die deutsche Ausgabe seines Buchs denn auch „Geburt ohne Schmerzen“. Damit stellte er hohe Ansprüche an die Einfühlsamkeit und die liebevolle Unterstützung der Gebärenden durch Frauenarzt und Hebamme.

In den 50er Jahren machte dann der französische Geburtshelfer Dr. Lamaze von sich reden, dessen Buch mit dem Titel „L'accouchement sans douleur“ allerdings falsche Erwartungen weckte. Er empfahl erstmalig, den Partner bei der Geburt zuzulassen und ihn mit in die Verantwortung zu nehmen. Mann und Frau sollten zusammen ein Atemprogramm erlernen und dieses in der Geburt gemeinsam anwenden, um durch eine kontrollierte Atmung die Schmerzen zu reduzieren. Dieser an sich sehr wichtige Grundgedanke wirkte aber eher technisch, das psychische Erleben der Gebärenden fand weniger Aufmerksamkeit.

Der französische Gynäkologe Leboyer schließlich stellte in den 70er Jahren erstmalig das Kind in den Mittelpunkt. In seinen Büchern „Geburt ohne Gewalt“ und „Weg des Lichts“ zeigt er, wie wichtig die seelisch-körperliche Öffnung der Gebärenden für den Geburtsverlauf ist. Ziel seiner Überlegungen ist es, die Gebärende an ihre Mitverantwortung für eine sanfte Geburt ihres Kindes zu erinnern und Wege aufzuzeigen, wie sie ihr praktisches Verhalten während der Geburt darauf ausrichten kann.
Die Gedanken dieser 3 Ärzte waren zu ihrer Zeit jeweils bahnbrechend. Doch sie konzentrierten sich ausschließlich auf den Gebärvorgang und ließen so – vielleicht auch aufgrund ihres männlichen Geschlechts? – wesentliche Aspekte des Erlebens von Schwangerschaft und Geburt außer acht.

Psychosomatische Geburtsvorbereitung

Die Schwangerschaft ist eine Zeit körperlich-seelischer Veränderungen, in der die Frau ein neues Gleichgewicht sucht. Diese Veränderungen werden teilweise durch hormonelle, also natürliche Umstellungen im Stoffwechselhaushalt ausgelöst, teilweise sind sie seelisch bedingt. Schon in der Schwangerschaft entwickeln sich die psychischen Kräfte, die nötig sind, um für einen neuen Menschen Verantwortung zu übernehmen. Die Möglichkeit der Selbstentfaltung während der Schwangerschaft liegt in der Bereitschaft und der Fähigkeit, diese hier nur angedeuteten Prozesse erstens wahrzunehmen und zweitens aktiv zu entwickeln.

Die Schwangerschaft ist kein Zustand, der die Frau „auslaugt“, denn die natürlichen Stoffwechsel- und Hormonprozesse steigern ihre Energie.

Die Vorbereitung auf die Geburt kann sich deshalb nicht in Schwangerschaftsgymnastik oder rein mechanischen Atemübungen erschöpfen, sondern umfaßt auch die körperlich-seelische Entspannung.

Körpertraining

Um eine bestmögliche Kondition für Schwangerschaft und Geburtsarbeit zu erreichen, ist Körperschulung anzuraten. Dabei geht es natürlich nicht um sportliche Leistungen, sondern um die Entwicklung eines Körpergefühls und um das gezielte Training derjenigen Muskelgruppen, deren Beherrschung eine aktive Mitarbeit während der Geburt ermöglicht.

Atemübungen

Wichtigstes Ziel ist eine optimale Sauerstoffversorgung des Kindes. Jede Frau hat ihren eigenen Atemrhythmus, den sie beim Erlernen der verschiedenen Atemformen finden muß, damit sie auch während der Geburt ganz in ihrem eigenen Rhythmus bleiben kann.

Entspannung

Seelisch-körperliche Entspannung verhindert den aus Angst entstehenden Verspannungsschmerz.
Körperbeherrschung, Atemtechniken und Entspannung erleichtern und unterstützen den natürlichen Prozeß der Eröffnung der Gebärmutter und der Austreibung des Kindes. Zur Geburtsvorbereitung gehört deshalb auch das modellhafte Durchspielen eines normalen Geburtsablaufs. Auch wenn kein Geburtsvorgang im voraus genau berechenbar ist, so hilft die Simulation der wichtigsten Phasen doch dabei, das Erlernte auf den Ernstfall zu übertragen und auf der Basis des eingeübten Verhaltens während der Wehen angemessen auf die körperlichen Signale zu reagieren.

Der Geburtsvorbereitungskurs

Es hat wenig Sinn, erst wenige Wochen vor dem Geburtstermin einen Vorbereitungskurs zu besuchen. Eine optimale Vorbereitung beginnt etwa mit der 20. Schwangerschaftswoche und reicht bis zum Tag der Geburt. Die Zeit der Rückbildung sollte ebenfalls in die Betreuung eingeschlossen sein.
In meiner Praxis beginnt jeder Geburtsvorbereitungskurs mit einem Einführungsgespräch, in dem das Konzept, die Ziele und Methoden und der Ablauf vorgestellt werden. Aus dieser Einführung ergeben sich stets zahlreiche Fragen der Schwangeren und ihrer Partner, die ausführlich diskutiert werden. Auch später bleibt in den Übungsstunden immer Raum für den Austausch von Erfahrungen, für das Gespräch über Ängste und die Möglichkeiten, sie zu bewältigen. So bildet sich allmählich ein Vertrauensverhältnis zur Kursleiterin innerhalb der Gruppe, und die Erfahrung zeigt, daß die Gruppen häufig auch nach der Geburt zusammenhalten, sich weiter treffen und gegenseitig unterstützen.
Nach dem Einführungsgespräch findet zunächst einmal pro Woche eine Übungsstunde mit 6 Frauen statt. Etwa 6 Wochen vor dem errechneten Termin wird in 1–3 Doppelstunden mit den Partnern der Geburtsablauf geübt. Das Paar kann sich so auf die gemeinsame Geburt einstimmen, und der Partner lernt, wie er während der Geburt konkret helfen kann. Haben die Frauen keinen männlichen Partner, können sie auch Mutter, Freundin oder Schwester einbeziehen.
Frauen in abgelegenen Wohngebieten ohne leicht erreichbare Vorbereitungskurse in der Umgebung können sich auch anhand dieses Buches und der Tonkassette bzw. Schallplatte vorbereiten. Auch das „Selbststudium“ kann zu guten Ergebnissen führen.

Kapitel 2
Was die Schwangere schon jetzt wissen sollte

Der Geburtstermin

Der errechnete Geburtstermin deckt sich nur selten mit dem tatsächlichen:

- Nur 4% aller Kinder kommen genau zum errechneten Termin auf die Welt,
- 20% bis zu 3 Tage vor oder nach dem Termin,
- 66% bis zu 10 Tage vor oder nach dem Termin.

Und 10% aller Kinder brauchen länger als 42 Wochen bis zur Reife.

Geben Sie allen Verwandten und Bekannten den Geburtstermin stets eine Woche nach dem errechneten Datum an. Sie ersparen sich so die entnervenden Anfragen: „Ist es immer noch nicht soweit?"

Ist die errechnete Zeit überschritten, wird durch eine Fruchtwasserspiegelung (Amnioskopie) festgestellt, ob das Fruchtwasser noch allen Anforderungen für das Kind entspricht. Auf dem Untersuchungsstuhl können Sie gleich die im Vorbereitungskurs erlernte Lockerung des Hüftgebietes anwenden; Sie spüren so kaum, wie der Arzt ein dünnes Rohr mit einer Lichtquelle in Ihre Scheide und bis an die Fruchtblase heran einführt (Abb. 1). Durch dieses Rohr beobachtet er dann Farbe und Konsistenz des Fruchtwassers. Entspricht es nicht mehr den Anforderungen, wird die Geburt eingeleitet; sonst wird die Spiegelung alle paar Tage wiederholt.
Die sogenannte programmierte Geburt, also die künstliche Einleitung der Geburt, setzt immer die Reife des Kindes und die nachgewiesene Geburtsbereitschaft der Gebärmutter voraus.

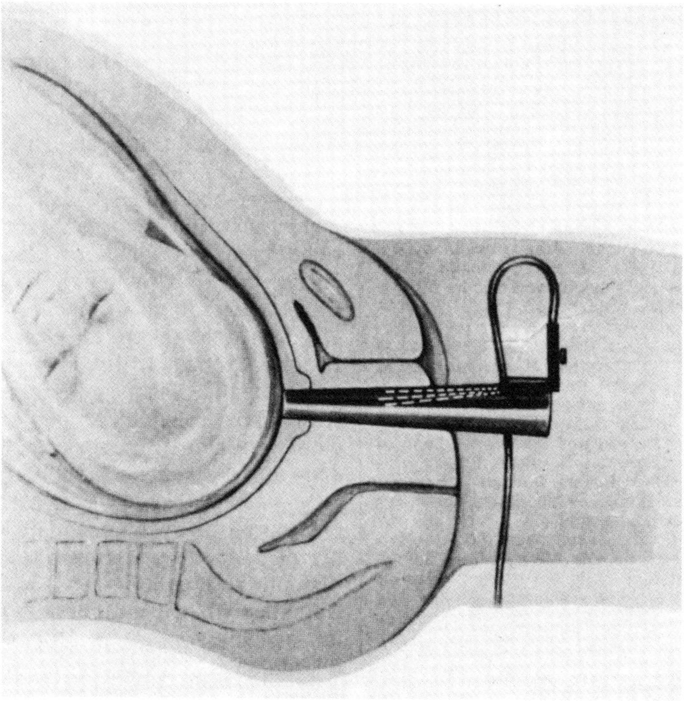

Abb. 1. Amnioskopie

Klinik- oder Hausgeburt?

Jede Gebärform hat ihre Vor- und Nachteile. Am häufigsten wird bei uns die Klinikgeburt mit anschließendem Klinikaufenthalt gewählt. Die Kliniken sind in der Regel mit den Techniken für die Bewältigung von Risiken und Zwischenfällen ausgerüstet, doch müssen sich Wöchnerin und Kind oft einem starren Tagesablauf anpassen. Die Hausgeburt bietet demgegenüber den Vorteil der vertrauten Hebamme und häuslichen Umgebung. Bei unvorhergesehenen Risiken ist Hilfe aber nicht so schnell möglich wie in der Klinik.

Einen Kompromiß bietet die ambulante Geburt. Hier können Mutter und Kind nach der Entbindung die Klinik wieder verlassen und nach Hause zurückkehren. Voraussetzung ist

allerdings eine gesicherte Nachsorge durch eine Hebamme und einen Kinderarzt.
Bis zur 35. Schwangerschaftswoche sollten Sie sich für eine Geburtsform entschieden und bei der Klinik bzw. Hebamme angemeldet haben. Viele Kliniken bieten mittlerweile Führungen und Informationsabende an, bei denen Sie sich über die Schwerpunkte der praktizierten Geburtshilfe sowie die personelle und räumliche Ausstattung informieren können.
Wenn Sie möchten, daß Ihr Partner Ihnen bei der Geburt wirklich helfen und nicht nur Händchenhalten kann, dann fragen Sie vor allem

- nach einem Raum, in dem Sie mit Ihrem Partner die anfänglichen Wehen bewältigen können, bevor Sie in den Kreißsaal kommen,
- nach einem breiten Bett, in dem Sie mit Ihrem Partner die erlernten Bewegungen ausführen und in seinem Schoß pressen können.
- Falls dies nicht vorhanden ist: Darf Ihr Partner im normalen Kreißbett hinter Ihnen sitzen und Sie festhalten? Oder gibt es die Möglichkeit, beim Pressen auf 2 Hockern hintereinander zu sitzen?

Medikamente und Hilfsmittel bei der Geburt

In manchen Kliniken herrscht die Auffassung, daß die Geburt für die Frau eine Leidenszeit darstellt, die mit Medikamenten erleichert werden sollte. In anderen Kliniken dagegen wird die Geburt als ein zwar schmerzhafter und alle Kräfte fordernder Vorgang betrachtet, den die Gebärende aber mit intensiver menschlicher Unterstützung vielfach auch ohne Medikamente durchstehen kann. Wenn Sie Ihre Entbindungsklinik aussuchen, sollten Sie auch danach fragen.
Während der Geburt auftretende Risiken können jedoch ärztliche Eingriffe erforderlich machen. Hier wäre es falsch, auf einer „natürlichen" Geburt zu beharren. Lassen z.B. wegen einer Nabelschnurumschlingung die Herztöne des Kindes

nach, muß schnell gehandelt werden. Wenn das Kind noch hoch im Uterus liegt, wird ein Kaiserschnitt durchgeführt. Steckt das Kind noch weit oben im Geburtskanal, wird es mit Hilfe der Zange, wenn es bereits tiefer gerutscht ist, wird es mittels Saugglocke entbunden.
Ein Dammschnitt (Episiotomie) wird oft routinemäßig durchgeführt, um einen Scheiden- bzw. Dammriß beim Austritt des Köpfchens zu verhindern.

Ein kleiner Rat für die Mehrgebärenden

Für Bruder und/oder Schwester bedeutet das neue Baby eine schwere Umstellung. Mutter und Vater haben viel weniger Zeit, Großeltern, Verwandte und Bekannte bewundern zunächst einmal den Neuankömmling. Manchmal hilft schon eine kleine Geste gegen die Eifersucht: Verstecken Sie bei der Heimkehr aus der Klinik für jedes schon wartende Geschwister ein kleines Geschenk in der Ellenbeuge des Säuglings, ein Mitbringsel, das Wunder wirken kann.

Kapitel 3
Körperliche Veränderungen in der Schwangerschaft

Die Schwangerschaft bringt eine Reihe körperlicher Veränderungen und Empfindungen mit sich. Sinnliche Wahrnehmungen werden intensiver, Gerüche, visuelle Eindrücke und Musik werden deutlicher empfunden. Es kann auch vorkommen, daß sich die werdende Mutter stärker in sich zurückzieht, bei Berührungen leichter zurückscheut, während wieder andere nach mehr Zärtlichkeit verlangen. Der Partner sollte sich in dieser Situation nicht verunsichern lassen, sondern behutsam auf die veränderte Bedürfnislage seiner Frau einzugehen versuchen.

Mögliche Beschwerden

Das durchschnittliche Alter der Frauen bei der Geburt ihres ersten Kindes ist in den letzten 40 Jahren um fast 10 Jahre gestiegen. Oft bestehen schon vor der Schwangerschaft körperliche Beschwerden wie Krampfadern, Allergien oder Defekte an der Wirbelsäule. Zudem müssen die meisten Frauen neben den schwangerschaftsbedingten Veränderungen auch mit den Belastungen des Berufslebens fertig werden.
Der gesamte Körper ist in Schwangerschaft und Geburt stark gefordert:

- Der *Rücken* muß mehr aushalten, weil das wachsende Kind durch sein nach vorn ziehendes Gewicht zu einem Hohlkreuz führt. Dies bedeutet Überbeanspruchung der gesamten Rückenmuskulatur und möglicherweise Schmerzen. Bestanden schon vor der Schwangerschaft Wirbelsäulenveränderungen, so kann es durch die zusätzliche Belastung zu Ischiasbeschwerden kommen.

- Die *Beine* tragen immer mehr. Eventuell schon bestehende Krampfadern können sich verschlimmern, und Wassereinlagerungen in Gewebe und Gelenken können den Tagesablauf stark beeinträchtigen.
- Der *Beckenboden* wird stark belastet. Um einer Senkung vorzubeugen, muß er trainiert werden.
- Der *Uterus*, die Gebärmutter, wächst in der Schwangerschaft von einem ursprünglich 50 g schweren Hohlmuskel zu einer ca. 1 kg schweren kräftigen Muskelhülle, in der das Kind heranwächst. Der Uterus reagiert sehr sensibel auf die seelische und körperliche Situation. Bei Streß, Angst und unbewältigten Problemen kann er sich verspannen – der Bauch wird hart. Das gleiche geschieht bei körperlicher Überanstrengung.

Finden Sie selbst die Grenzen Ihrer Belastbarkeit heraus; das Hartwerden des Bauchs ist eine Aufforderung, sich zu schonen, weniger zu arbeiten, mit Problemen ins Reine zu kommen und gelassener zu werden.

Treten beim Hartwerden des Bauchs aber Mißempfindungen ähnlich denen bei der Menstruation auf, muß der Arzt aufgesucht werden. Normalerweise wird im Verlauf der Schwangerschaft der Bauch 200- bis 300mal hart, er übt sozusagen für den Ernstfall. Dies geschieht jedoch ohne begleitende Mißempfindungen oder sogar Schmerzen.

- Im Uterus schwimmt das Kind in etwa 3/4 l *Fruchtwasser*, das sich täglich 6- bis 8mal erneuert. Ab dem 6. Monat trinkt das Kind täglich ca. 1 l Fruchtwasser und entleert seine Blase in das Fruchtwasser hinein. So lernt es schon im Mutterleib das Trinken, das Schlucken und das Entleeren der Blase. Manche Kinder haben häufig einen Schluckauf, der dann als regelmäßiges Ticken unter der Bauchdecke zu spüren ist. Das Fruchtwasser sorgt für eine gleichmäßige Körpertemperatur des Kindes und dient als Schutz und Polster.

- Auch die *Brust* wird während der Schwangerschaft schwerer, die Milchwege entwickeln sich. Der Büstenhalter muß Spielraum für dieses Wachstum lassen und darf die Brüste nicht einengen. Morgens nach dem Duschen sollten Sie Ihre Brüste kräftig abfrottieren und ein Körperöl einmassieren.
- Viele Frauen leiden in der Schwangerschaft unter der verstärkten Neigung zu *schwitzen*. Feuchte Hände, feuchte Füße, Achselschweiß und Hitzewallungen treten vermehrt auf. Diese Veränderungen sind hormonell bedingt. Am besten begegnet man ihnen durch entsprechend häufiges Waschen und Wechseln der Wäsche. Auch morgendliche Wechselbäder und heftiges Trockenmassieren des ganzen Körpers können helfen.

Gewichtszunahme und Ernährung

Keinesfalls ist es nötig, in der Schwangerschaft „für zwei" zu essen. Mehr als 8–9 kg sollte man nicht zunehmen, um den Körper nicht mit zusätzlichem Gewicht zu belasten. Tabelle 1 zeigt, wie sich dieser Richtwert zusammensetzt. Durch eine vernünftige Ernährung und eventuell eingefügte Diättage kann die Gewichtszunahme in diesem Rahmen gehalten werden.

Tabelle 1. Gewichtszunahme in der Schwangerschaft

Durchschnittsgewicht des Kindes	*ca. 3 250 g*
Schwimmt in 3/4 Liter Fruchtwasser	*ca. 1 000 g*
Wächst im „Muskelfutteral" der Gebärmutter, die sich von einem 50 g schweren Hohlmuskel auf 1 kg vergrößert hat	*ca. 1 000 g*
Ernährt sich über die Plazenta	*ca. 500 g*
Nabelschnur und Brustvergrößerung	*ca. 500 g*
Durchsaftung des Stützgewebes, erhöhte Blutmenge	*ca. 2 000 g*
Gesamt	*8 250 g*

Vollwertig essen

Unsere Wohlstandsernährung mit zuviel Fett, Kohlenhydraten und tierischem Eiweiß ist nicht nur ungesund, sondern wirkt sich auch auf das Gewicht Ihres Kindes aus. Halten Sie sich deshalb an die Prinzipien der Vollwerternährung, indem Sie

- Lebensmittel verwenden, die soweit wie möglich naturbelassen sind,
- Ihren Fleischkonsum einschränken,
- viel Obst und Gemüse – möglichst roh oder in wenig Flüssigkeit gedünstet – essen.

In guten Vollwertkochbüchern finden Sie viele Rezepte, die nichts mit asketischem Vegetariertum zu tun haben.

Diättage

Wenn Sie merken, daß Sie zu schnell zunehmen, können Sie gelegentlich einen Diättag einlegen.

Reistag: Ungeschälten Reis salzlos garen, die Menge wird dem Hungergefühl angepaßt. Den ganzen Tag über von diesem Reis essen, je nach Geschmack mit etwas Apfelmus oder Ketchup würzen. Reis hat eine flüssigkeitsausschwemmende Wirkung und entlastet die Nieren.

Bananen-Milch-Tag: 6 Bananen und 4 Tassen Milch über den Tag verteilt zu sich nehmen.

Eiertag: 6–8 hartgekochte Eier, die man mit Meerrettich, Tomatenmark, Senf etc. würzen kann, über den Tag verteilt essen. Dazu die normale Trinkmenge von 0,75–1 l pro Tag.

Bei *Verstopfung*, aber auch zur Unterstützung der Dehnungsbereitschaft der Gebärwege in den letzten Schwangerschaftsmonaten, hilft geschroteter Leinsamen: Morgens einen Eßlöffel in lauwarmer Milch verrühren und trinken.

In der Schwangerschaft besteht oft die Gefahr, daß sich eine *Anämie* entwickelt. Deshalb wird bei den Vorsorgeuntersuchungen jeweils das Blutbild kontrolliert. Sie können es durch

Ihre Ernährung günstig beeinflussen, wenn Sie statt Weißbrot Vollkornbrot essen sowie Rote Bete, Rotkohl und viel Petersilie in Ihren Speiseplan aufnehmen. Gegebenenfalls kann zusätzlich „Kräuterblut“ aus dem Reformhaus oder der Stillsaft für Schwangere und Stillende der Firma Hipp eingenommen werden.

Rauchen und andere Gifte

Nikotin, Alkohol, Medikamente und andere Drogen beeinflussen nicht nur den mütterlichen Körper, sondern bewirken auch Störungen und Entwicklungshemmungen beim Kind. Die Folge sind vermehrte Frühgeburten sowie untergewichtige und nervöse Kinder. Eine einzige Zigarette zum Beispiel erhöht die Herzfrequenz des Kindes um 10–15 Schläge pro Minute, selbst Passivrauchen erreicht das Kind.

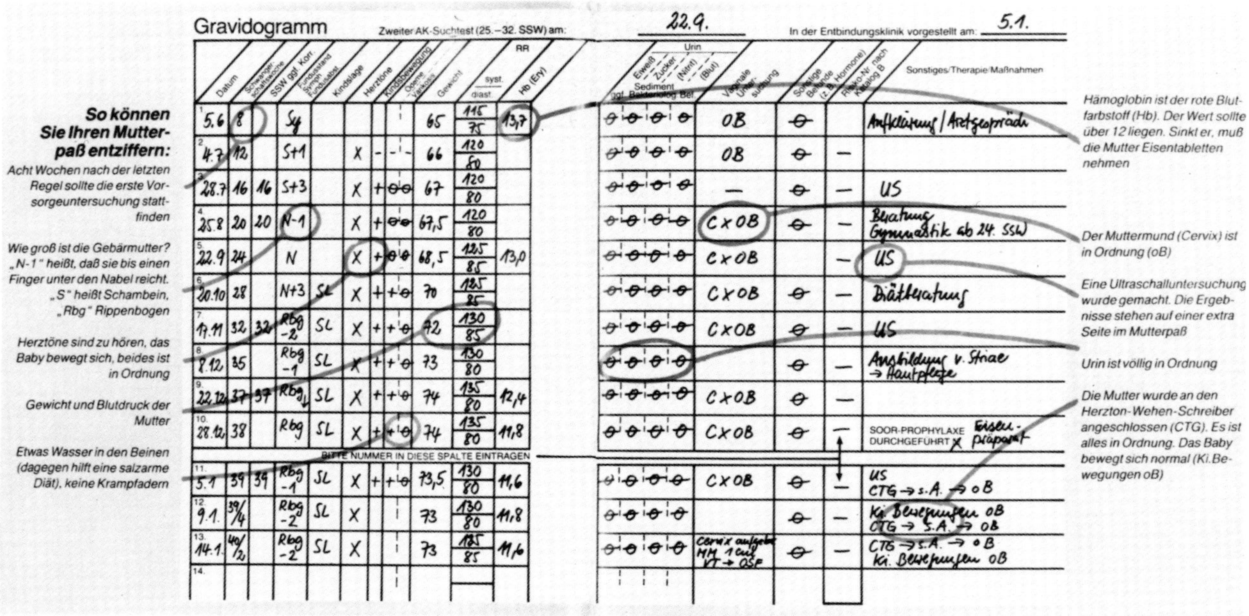

Abb. 2. Mutterpaß

Vorsorgeuntersuchungen

Die Termine für die Vorsorgeuntersuchungen müssen gewissenhaft wahrgenommen werden. Die Ergebnisse werden in den Mutterpaß eingetragen (Abb. 2). Nur so lassen sich eventuelle Risiken frühzeitig erkennen und entsprechende Gegenmaßnahmen ergreifen.
Durch wiederholte Ultraschalluntersuchungen werden das Wachstum und die Vitalität des Kindes überprüft, eventuelle Mehrlingsschwangerschaften festgestellt und die Lage von Nabelschnur und Plazenta kontrolliert (Abb. 3).

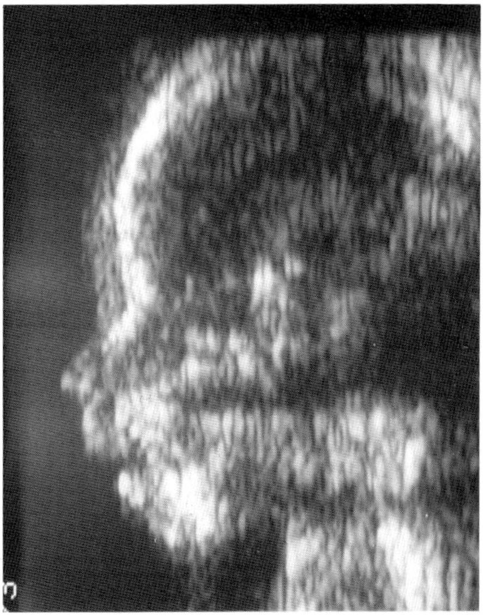

Abb. 3. Auf dem Ultraschallbild ist deutlich das Gesicht des Kindes zu erkennen.
(Bild: Prof. Dr. M. Hansmann, Univ.-Frauenklinik, Bonn)

Kapitel 4 Gymnastik

Gymnastik ist für jeden gesunden Körper von Vorteil. Die Blutströmungsgeschwindigkeit wird erhöht, und die verbesserte Durchblutung fördert die Funktion sämtlicher Organe. Das wiederum wird als Steigerung der Aktivität erlebt. Es ist bekannt, daß man sich abends – müde von der Arbeit – nach einer Gymnastikstunde nicht ermattet, sondern frisch, wie neugeboren fühlt. Trägheitsphasen und Stimmungsschwankungen werden in der Schwangerschaftsgymnastikgruppe leichter überwunden, denn Gymnastik hat eine psychologisch entspannende Wirkung und stärkt das Vertrauen in die eigene Leistungsfähigkeit.

Die Übungen der Schwangerschaftsgymnastik haben 3 Schwerpunkte:

- Stärkung der Muskulatur im allgemeinen,
- Behebung auftretender Beschwerden,
- Vorbereitung für die Geburt.

Übungsprogramm

Ab der 20. Schwangerschaftswoche bis zum Tag der Geburt sollten Sie täglich eine halbe Stunde für die Gymnastik einplanen.

Anregung des Stoffwechsels

- Die Füße nebeneinander auf einen Hocker legen, Ellenbogen aufstellen.
  - Hände und Füße mehrmals gegeneinander auf- und abbewegen.
  - Unterarme und Fußsohlen nach innen drehen, Unterarme und Fußsohlen nach außen drehen.
  - Zehen krallen, Hände zu Faust ballen, Zehen und Finger spreizen.
  - Hände nach rechts und zugleich Füße nach links beugen und umgekehrt.
  - Rechtes Bein hochstrecken, aus der Hüfte lockern, schütteln, ablegen. Linkes Bein hochstrecken, locker schütteln, ablegen.
  - Beide Arme gemeinsam hochstrecken, aus den Schultern schütteln, ablegen.

  4- bis 5mal je Bewegungsabfolge.

Beine (Abb. 4)

Diese Übungen helfen gegen müde Beine und verhindern die Bildung von Krampfadern.

- Füße auf dem Hocker kreuzen.
  Einatmen.
  Ausatmend Füße – Unterschenkel – Oberschenkel – After – Scheide – Blase (den Beckenboden) spannen und wieder lokkern (Abb. 4 oben).
  3- bis 4mal, dann Füße andersherum kreuzen und wiederholen.
- Füße nebeneinander auf den Hocker legen.
  Rechtes Bein hochstrecken, im Kniegelenk durchdrücken. Dann Knie beugen und weit nach außen ziehen. Den Fuß beugen (Zehen dem Schienbein nähern). Den Fuß zurück auf den Hocker legen (Abb. 4 unten).
  Danach das gleiche mit dem linken Bein.

Bauch

Die Kräftigung der Bauchmuskulatur wird durch die ständig durchgeführte betonte Bauchatmung erreicht (s. Kap. 5).

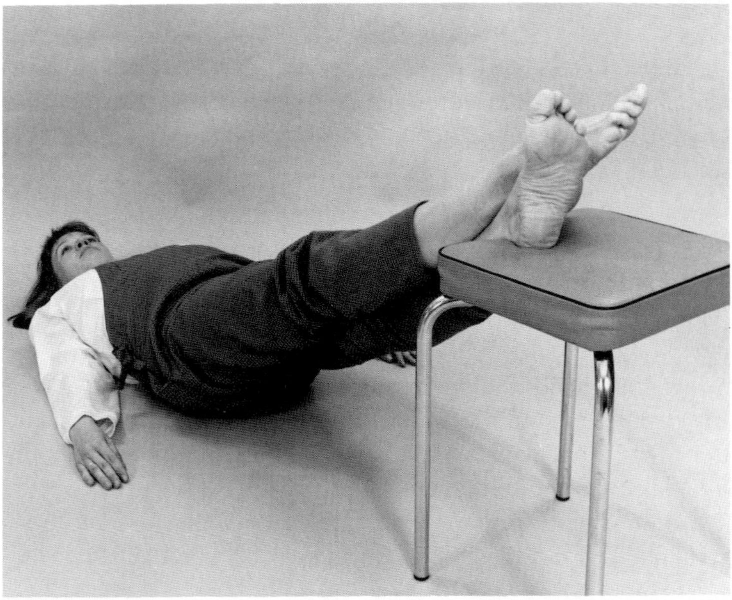

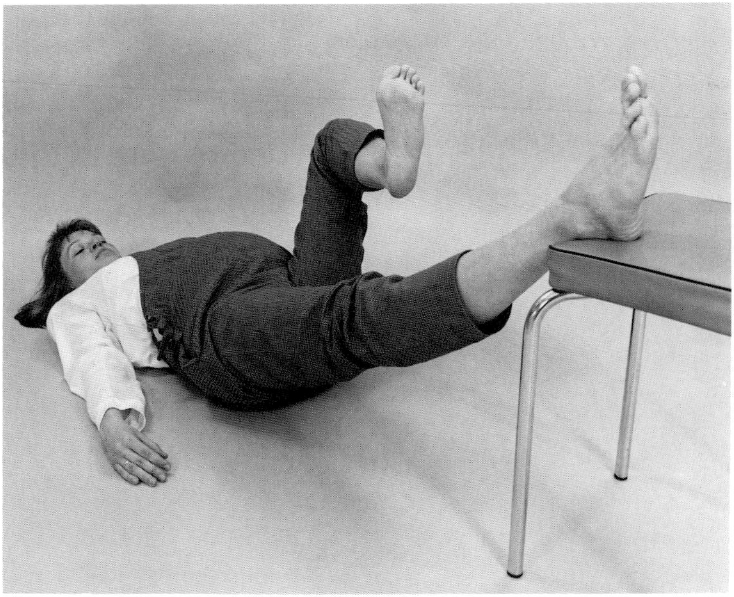

Abb. 4. Entlastung der Venen

Becken (Abb. 5–7)

Das Becken, die „Wiege des Kindes" soll locker werden. Dazu wird in allen Körperhaltungen das Beckenkreisen geübt: im Liegen, im Sitzen, im Stehen, in der Hocke oder im Vierfüßlerstand.

- Im Vierfüßlerstand bei leicht geöffneten Knien mit dem Becken Kreise beschreiben. Oberkörper und Oberschenkel bleiben dabei ruhig, während das Becken zuerst zur linken Seite (Hohlkreuz) und dann zur rechten Seite (runder Rücken) wandert.
  3- bis 4mal kreisen, dann andersherum.
- Im Vierfüßlerstand die rechte Hüfte der rechten Schulter nähern, den Kopf nach rechts wenden und zur Hüfte schauen, dabei mit der Hüfte nachwippen.
  Dann die linke Hüfte der linken Schulter nähern, nach links schauen und mit der linken Hüfte nachwippen (Abb. 5).
  4- bis 6mal auf jede Seite.

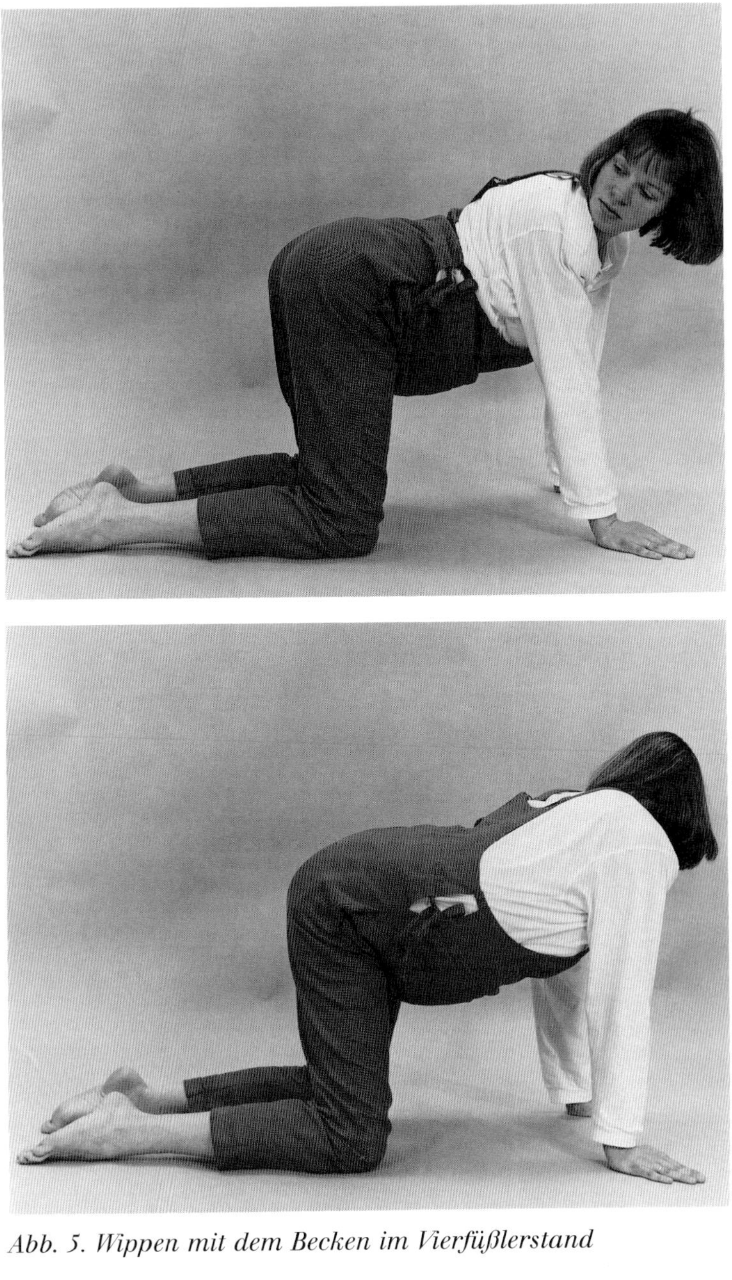

Abb. 5. Wippen mit dem Becken im Vierfüßlerstand

Mit Partner:

- Sich gegenüberstehend gegenseitig an den Handgelenken fassen. Mit lockeren Knien und leicht gespreizten Beinen das Becken kreisen und wippen (Abb. 6).

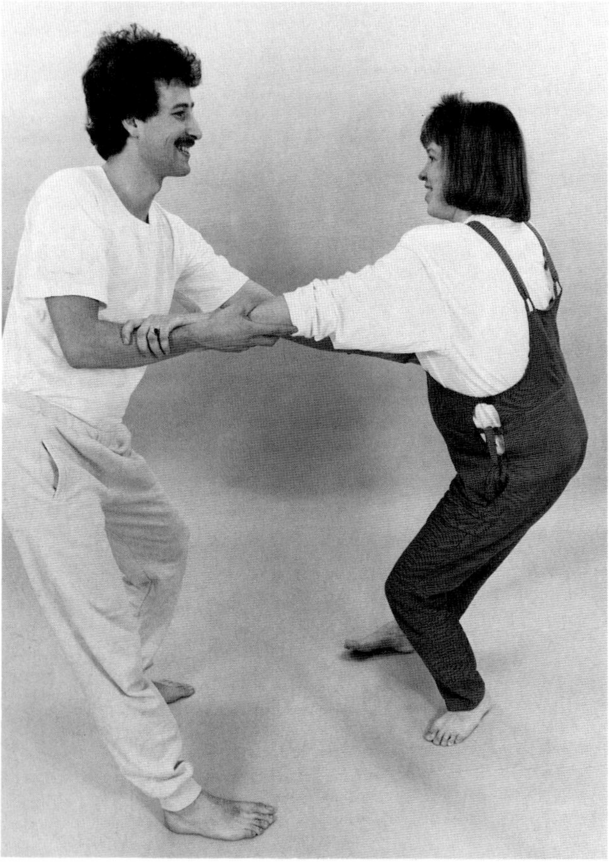

Abb. 6. Beckenkreisen im Stehen

- Sich gegenüber auf den Rücken legen und etwas zueinander rutschen. Die Unterschenkel anheben und bei gebeugten Knien die Fußsohlen gegeneinander drücken. Rumpf, Oberschenkel und Unterschenkel bilden rechte Winkel.
  Jetzt die Beine hin- und herschieben und ins Radfahren übergehen (Abb. 7).
  4- bis 5mal, dann die Richtung wechseln.

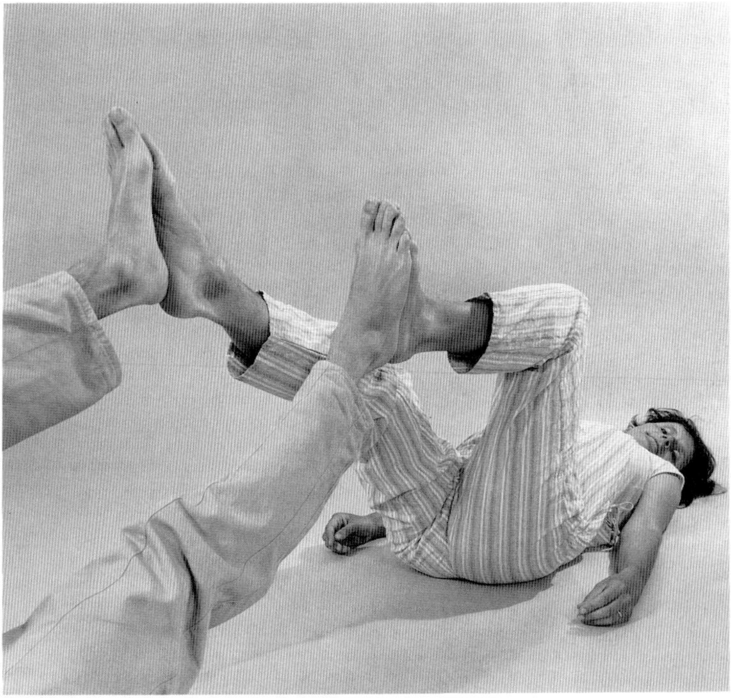

Abb. 7. Radfahren

Rücken (Abb. 8–10)

Ischiasbeschwerden sind in der Schwangerschaft weit verbreitet. Durch die Übungen kann der eingeklemmte Nerv entlastet werden.

- Die Übung im Vierfüßlerstand wird immer mit dem schmerzenden Bein ausgeführt, also bei Schmerz im rechten Bein: Aus dem Vierfüßlerstand einatmend rechtes Bein kraftvoll nach hinten wegstrecken, Kopf heben.
  Ausatmend das angewinkelte Knie unter den Leib ziehen und Kopf senken (Abb. 8).
  6- bis 10mal.

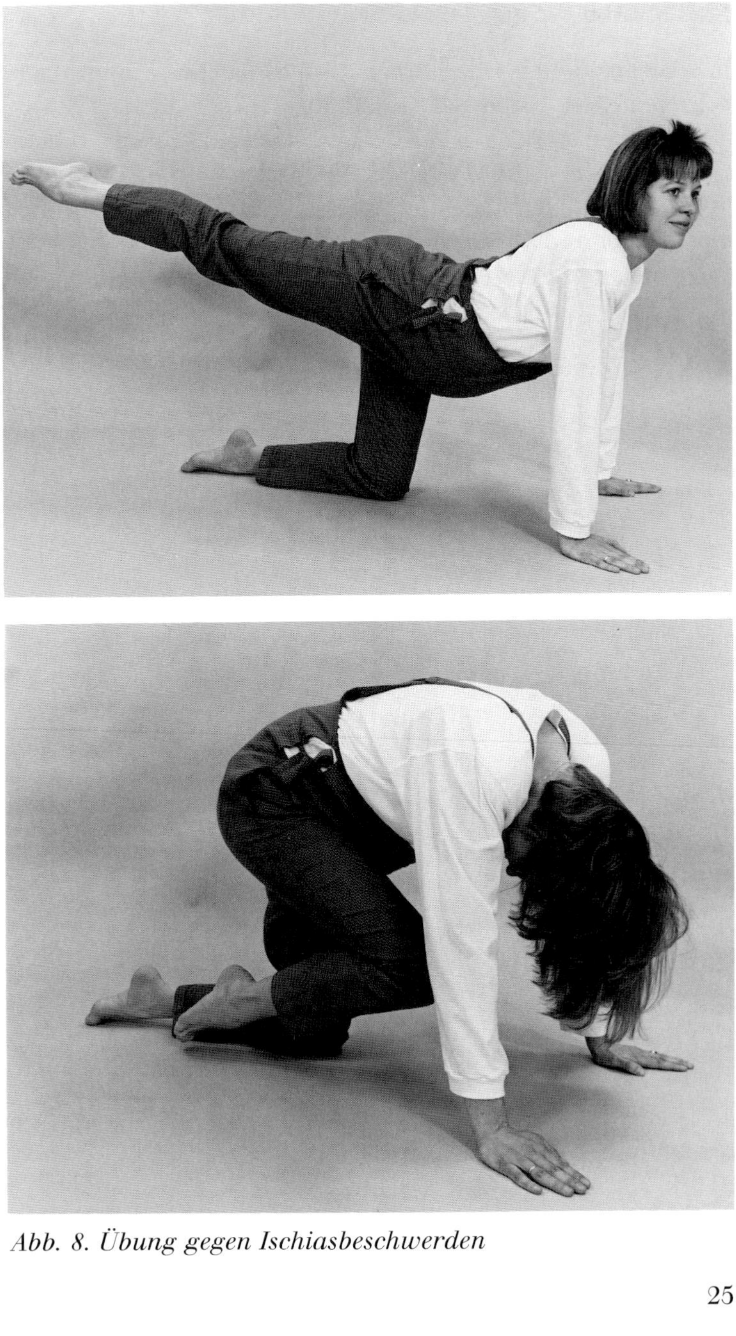

Abb. 8. Übung gegen Ischiasbeschwerden

Mit Partner:

- Im Fersensitz den Oberkörper mit gestreckten Armen nach vorn schieben, dabei das Gesäß auf den Fersen lassen. Die Arme ziehen stark nach vorn, während das Gesäß nach hinten zieht, der Rücken wird gestreckt. Der Partner kann die Strekkung unterstützen, indem er mit seinen Händen die Richtung der Dehnbewegung angibt (Abb. 9).
  Zur Entspannung dann die Arme unter den Körper ziehen und einen Katzenbuckel machen.
  3- bis 4mal.

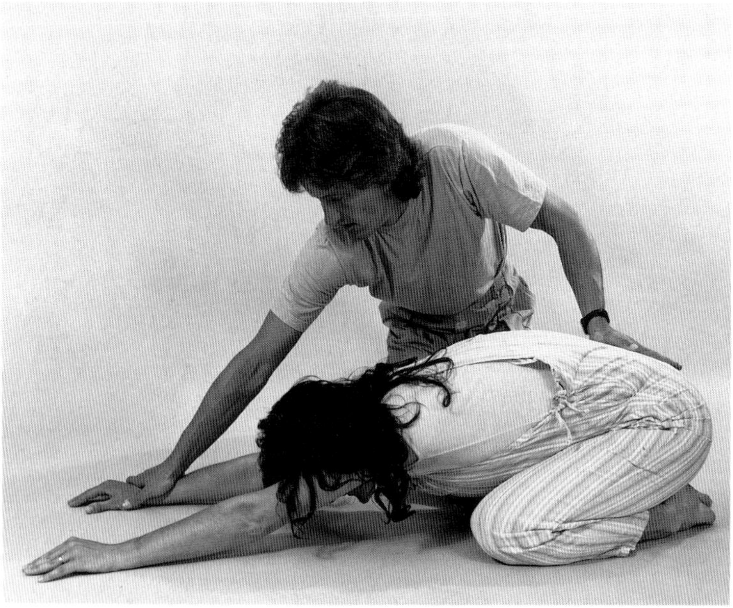

Abb. 9. Dehnübungen bei Ischiasbeschwerden

Bei Beschwerden in der Kreuzbeingegend hilft folgende Übung:

- Auf dem Rücken liegen mit angestellten, weit geöffneten Beinen. Die Hände liegen auf den Knien.
  Nun die Unterschenkel etwas abheben, die Oberschenkel weitestmöglich auseinander fallen lassen und mit den weit geöffneten Oberschenkeln große Kreise beschreiben (Abb. 10); das schmerzende Kreuzbeingebiet wird dabei massiert.

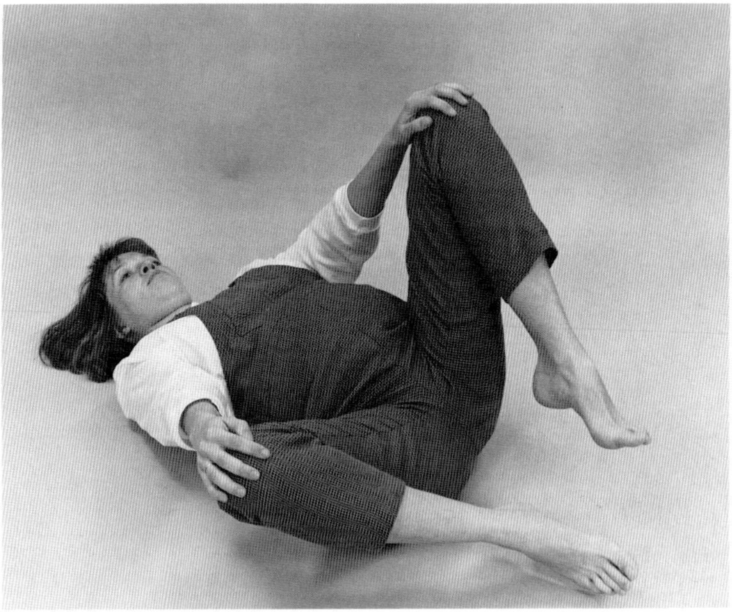

Abb. 10. Kreuzbeinmassage

Brust (Abb. 11)

- Schneidersitz. Die rechte Hand faßt das linke, die linke das rechte Handgelenk. Die Arme befinden sich in Schulterhöhe Abb. 11).
  Jetzt ruckartig die Unterarmmuskulatur mit den Händen mehrmals gleichzeitig gegen die Ellbogen schieben (die Brüste müssen dabei hüpfen).
  Dann andersherum fassen.
- Schneidersitz mit seitlich ausgestreckten Armen.
  Rechte Hand und Arm nach innen, gleichzeitig linke Hand und Arm nach außen drehen. Die Drehung muß bis in die Schultern zu spüren sein.
  5- bis 6mal.

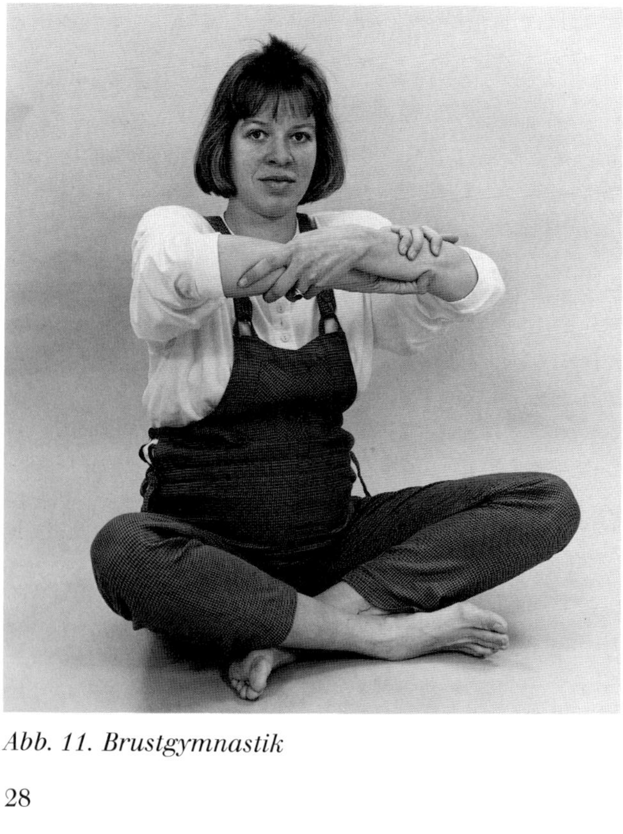

Abb. 11. Brustgymnastik

Hocken

In der Eröffnungsphase, aber auch während des Pressens tut es oft gut, in die Hocke zu gehen. Die folgende Übung kräftigt die Muskeln, die eine längere Hockhaltung ermöglichen.

- Vor einem Tisch oder Stuhl in die Hocke fallen, dabei die Beine breit machen. Die Fußsohlen liegen ganz auf. So in der Hocke mit dem Becken wippen, kreisen und schubsen.

Beckenboden

Der Beckenboden ist der muskulär-elastische Abschluß des Beckenausgangs und muß sämtliche Organe, die sich in der Bauchhöhle befinden, tragen (Abb. 12). Wird die Beckenbodenmuskulatur überstrapaziert, sei es durch eine Gewebsschwäche, durch die Schwangerschaft oder durch Überdehnung bei der Geburt, kann es zu einer Senkung von Scheide, Gebärmutter und Harnblase kommen. Druckgefühl im Scheidengebiet, vor allem nach längerem Stehen und Gehen, Rückenschmerzen oder unfreiwilliger Harnabgang beim Husten, Pressen, Niesen oder schwerem Heben können die Folgen sein.
Das Training der Beckenbodenmuskulatur geschieht durch bewußtes Anspannen und Lockern des After-Scheiden-Blasen-Gebiets. Der Beckenboden wird dadurch besser durchblutet und elastischer, so daß bei der Geburt evtl. auch ein Dammschnitt vermieden werden kann.
Die Übungen lassen sich jederzeit unauffällig durchführen, z. B. beim Warten in Geschäften oder vor einer roten Ampel, bei Hausarbeiten oder beim Fernsehen. Grundsätzlich sollte der Beckenboden bei körperlichen Anstrengungen wie dem Heben schwerer Gegenstände stets angespannt werden, um einer Überlastung dieser Muskelpartien entgegenzuwirken.

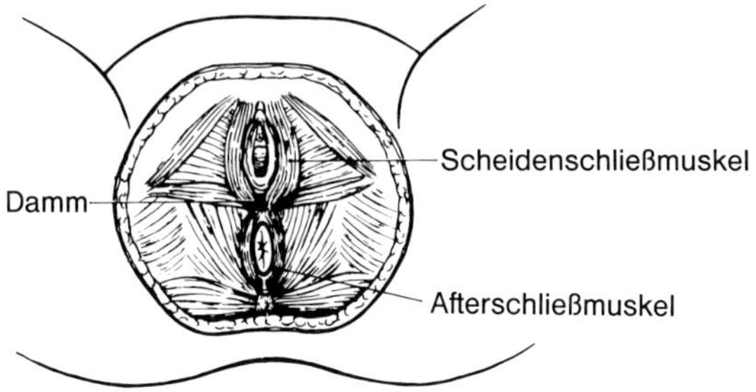

Abb. 12. Beckenbodenmuskeln

Schneidersitz:

- In den Leib einatmen. Mit Beginn des Ausatmens Blasengegend fest anspannen, dann lösen.
  Einatmen. Ausatmend Blase fest verschließen (an Harnstopp denken), dann lösen.
  Einatmen. Ausatmend Aftergebiet spannen, dabei Gesäß und Schenkel locker lassen, dann lösen.
  Einatmen. Ausatmend After fest zusammenziehen, Spannung halten, dann lösen.
  Einatmen. Ausatmend Scheide einziehen, spannen, Spannung halten, dann lösen.
  Nun den gesamten Beckenboden spannen:
  Einatmen in den Leib. Ausatmend After – Scheide – Blase einziehen (wie einen Trichter) und spannen, dann lösen.
  Einatmen. Ausatmend den gesamten Beckenboden spannen und nach innen ziehen, dann lösen.

Dehnung (Abb. 13)

Beim Pressen soll der Weg für das Kind weitestmöglich geöffnet sein. Dem dient folgende Dehnübung.

- Auf den Boden setzen, die Fußsohlen aneinanderlegen und die Füße nahe an den Körper heranziehen. Mit den Händen im Scherengriff die Kniekuppen fassen.
  Einatmend den Oberkörper aufrichten und die Knie schließen (Abb. 13 oben). Ausatmend den Oberkörper vorbeugen, die Knie dehnen und mit den Händen federnd nachdehnen (Abb. 13 unten). 4- bis 5mal.

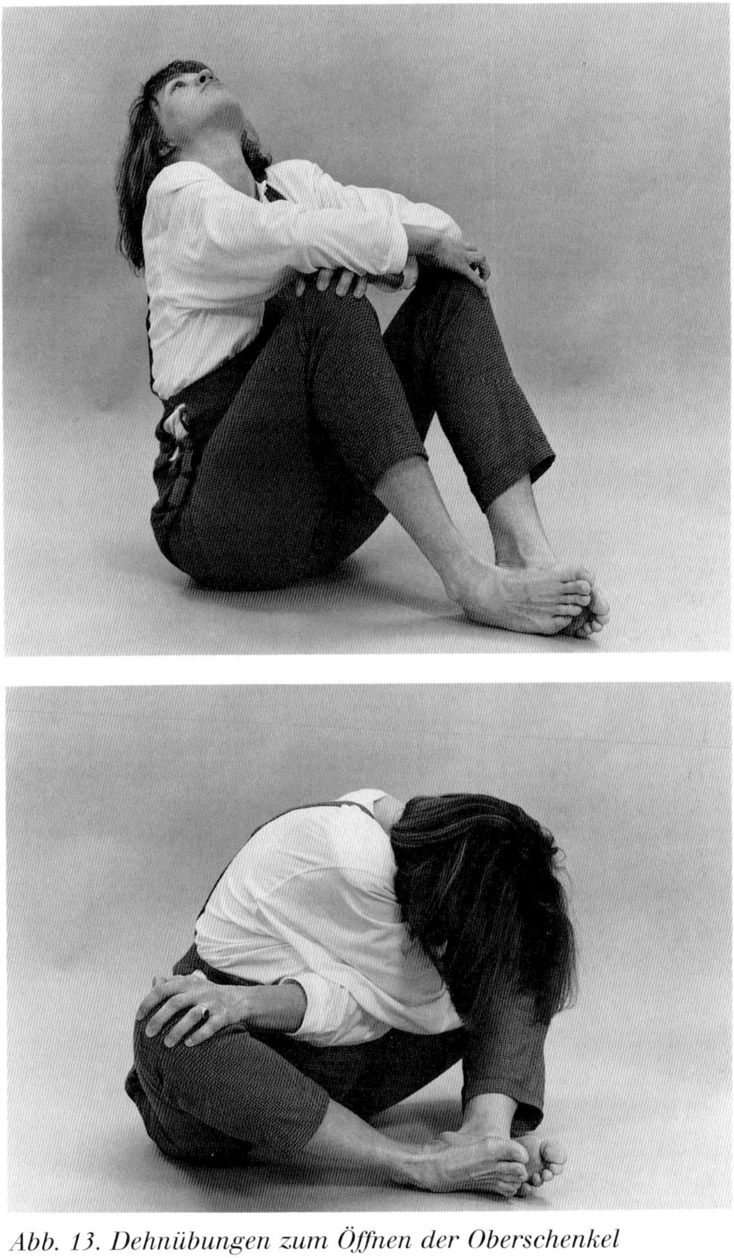

Abb. 13. Dehnübungen zum Öffnen der Oberschenkel

Übungen mit dem Pezzi-Ball

Der Pezzi-Ball wird heute in etlichen Kliniken angeboten. Durch seine Nachgiebigkeit unterstützt er die Lockerung hervorragend.

- Auf dem Ball sitzend auf und ab wippen und hüpfen, bis sich die Füße vom Boden abheben (Abb. 14).

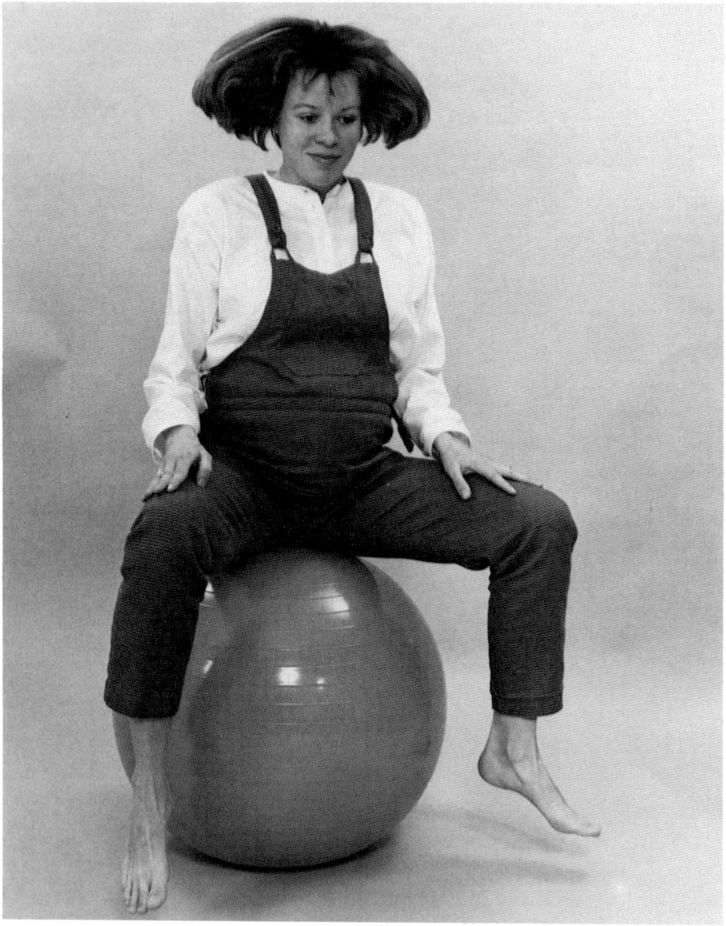

Abb. 14. Hüpfen auf dem Pezzi-Ball

Ausführliches Beckenkreisen und Beckenschaukeln auf dem Ball sitzend lockert ebenfalls die Gebärwege.

- Aus dem Kniestand mit gestreckten Armen die Hände auf den Ball legen und damit große Kreise ausführen. Der ganze Körper kreist mit und wird locker und entspannt (Abb. 15).

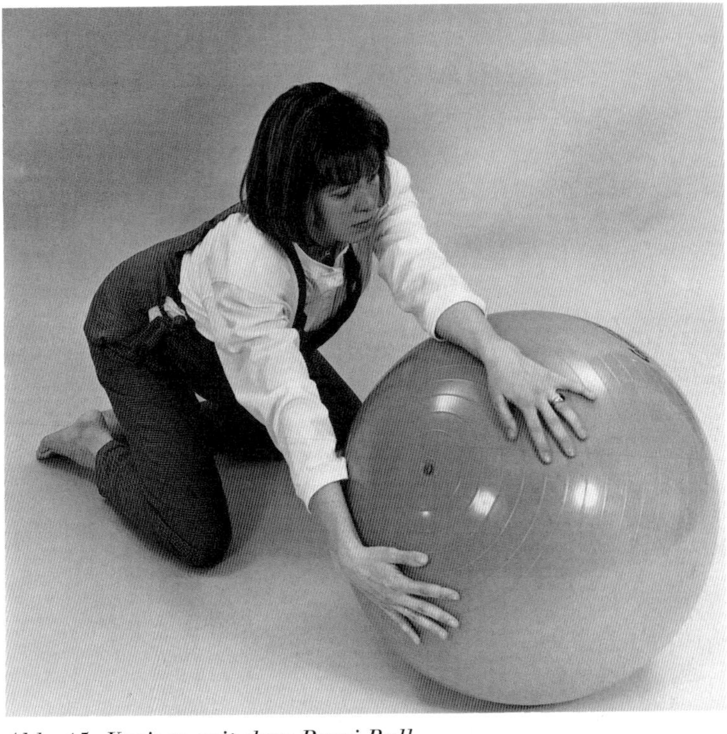

Abb. 15. Kreisen mit dem Pezzi-Ball

Übungen bei Steißlage des Kindes

Ab der 28. Schwangerschaftswoche kann die „indische Kehre“ versucht werden, um eine Drehung des Kindes in die Kopflage zu erreichen.

Mit Partner (Abb. 16 links):

- Der Partner setzt sich auf die Fersen. Die Frau rutscht aus der Rückenlage an seinem Körper hoch bis zum Schulterstand und legt ihre Beine mit den Kniegelenken auf seine Schultern.

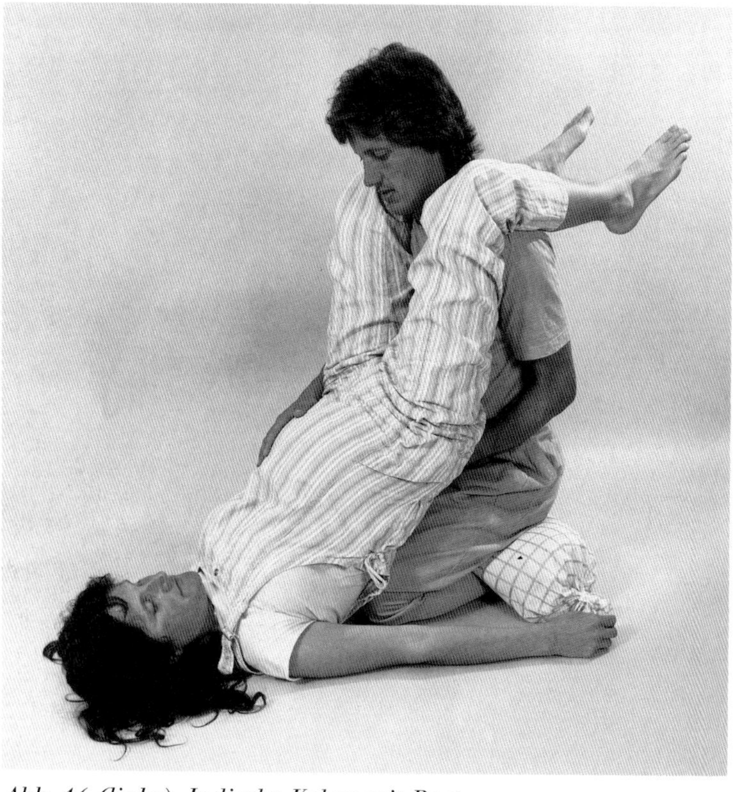

Abb. 16 (links). Indische Kehre mit Partner

Ohne Partner (Abb. 16 rechts):

- Ein umgekehrter Klappstuhl, auf den ein Polster gelegt wird, kann helfen, die Schräglage einzunehmen. Mit Hilfe von Kissen bzw. Rollen unter dem Becken kann dieses etwa 30 cm vom Boden abgehoben werden.

Die beiden Haltungen sollten morgens vor dem Frühstück und abends vor dem Abendessen etwa 8–10 Minuten lang eingenommen werden. Es gelingt damit zwar nicht immer, die Drehung des Kindes zu erreichen, aber ungefähr in jedem zweiten Fall sind die Übungen erfolgreich.

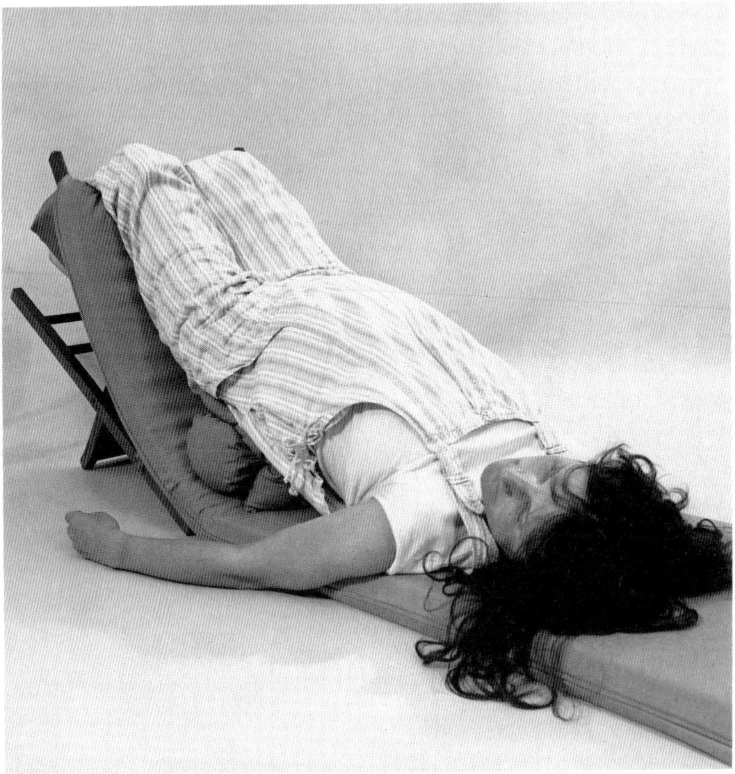

Abb. 16 (rechts). Indische Kehre ohne Partner

Bewegung nach Musik

In der Bewegung nach Musik, im Tanz, wird der Körper locker, das Körpergefühl wird intensiver, es entsteht Freude an der körperlichen Entfaltung. Deshalb bietet sich das Üben mit Musik auch für die Schwangerengruppe oder für zu Hause an. Der angestrebte Effekt kann mit ernster oder mit Unterhaltungsmusik erreicht werden. Am besten stellen Sie sich selbst die Musik zusammen, die Ihnen gefällt. Für die Bewegungsphasen sind eher dynamische Stücke (Jazz oder Popmusik) geeignet, während die Entspannung durch ruhigere Stücke (langsame Sätze aus Sinfonien oder Klavierkonzerten, Meditationsplatten) unterstützt wird. In der Übungsstunde wechseln sich improvisierte Bewegungen nach Musik mit den Übungen der Schwangerschaftsgymnastik ab. Später können Sie Ihre Musikkassette mit in die Klinik nehmen und sich während der Wehen bei den vertrauten Klängen entspannen.

Kapitel 5 Atmung

Der Sauerstoff ist der Lebensstoff für das Kind. Nur die Mutter allein kann ihn dem Kind vermitteln. Mit jedem Atemzug führt sie dem Kind den lebensnotwendigen Sauerstoff zu, niemand – kein Arzt, keine Hebamme – kann sie darin ersetzen.

Ein Mensch kann einen Monat ohne feste Nahrung leben,
eine Woche ohne Flüssigkeit,
aber nur 3 Minuten ohne Sauerstoff – ohne Atmung.

Sagen Sie sich deshalb immer wieder:

Ich will meinem Kind keinen Atemzug vorenthalten.

Bauchatmung

Bei der Bauchatmung wird in den unteren Bauchraum hineingeatmet, wobei sich der Bauch sichtbar wölbt und beim Ausatmen wieder in die normale Form zurückfindet (Abb. 17). Jede Frau hat ihren eigenen Atemrhythmus, der sich von dem jeder anderen Frau unterscheidet und den es zu entdecken gilt. Bis dahin vergeht oft einige Zeit. Um der eigenen Atemform auf die Spur zu kommen, müssen Sie versuchen, ruhig zu werden, Lärm, Hektik, visuelle Reize und Ängste wegzuräumen und in sich hineinzuhorchen.

Entdeckung des eigenen Atemrhythmus

- Legen Sie sich auf den Rücken und stellen Sie die Beine etwas an. Lassen Sie die Knie locker nach innen fallen und legen Sie die Hände auf den Unterbauch.
  Jetzt durch die Nase in den Bauch hineinatmen – er wölbt sich vor. Dann langsam durch Mund oder Nase wieder ausatmen.

Üben Sie die Bauchatmung täglich, am besten abends im Bett vor dem Einschlafen. Wenn Sie Ihren eigenen Rhythmus gefunden haben, werden Sie sich ruhig und entspannt fühlen. Als Antwort wird sich das Kind bewegen und sich für den Gute-Nacht-Gruß bedanken.
Von großer Bedeutung ist die Bauchatmung im eigenen Atemrhythmus in der Eröffnungsphase der Geburt.

– Sie wirkt schmerzlindernd. Durch die Bauchatmung werden die Bauchdecken angehoben und dadurch ihr schmerzhafter Druck auf die Gebärmutter vermieden. Die Atembewegung wirkt außerdem entspannend und verhindert schmerzhafte Angstspannungen. Schließlich lenkt die bewußte Atmung für das Kind auch einfach von den eigenen Schmerzen ab.
– Sie sorgt für eine gute Sauerstoffversorgung des Kindes.
– Sie unterstützt durch die ständige Zufuhr von Sauerstoff die Muskelarbeit der sich öffnenden Gebärmutter.

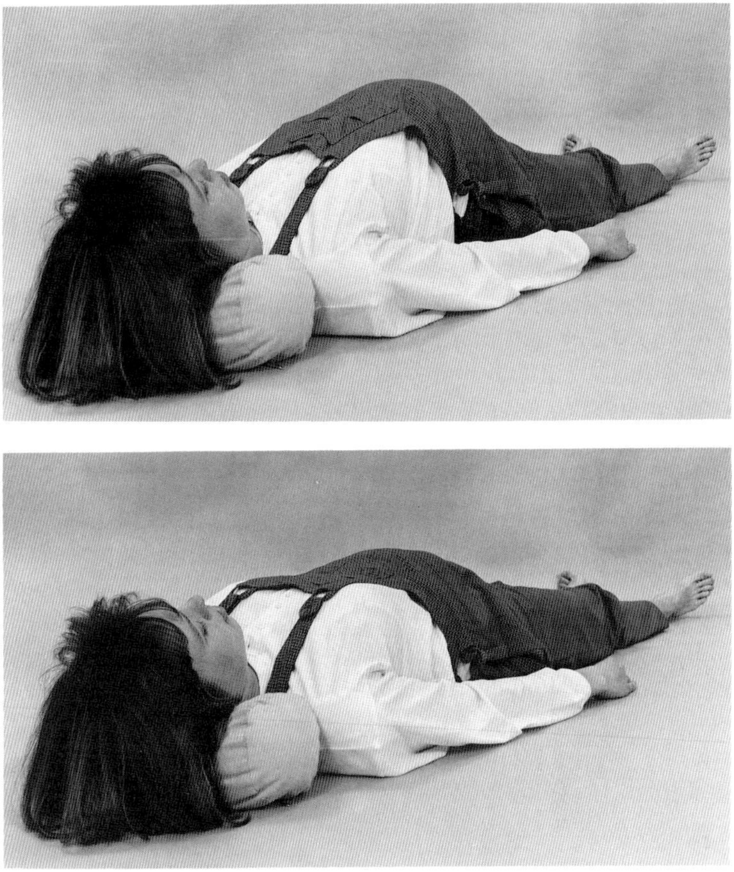

Abb. 17. Bauchatmung

Flankenatmung

Bei der Flankenatmung wird in die Körpermitte, in den Rippenraum hineingeatmet. Diese Atemform wird bei starken Eröffnungswehen, wenn ein erhöhter Sauerstoffbedarf besteht, und in der Austreibungsphase zum Pressen gebraucht.

Einüben der Flankenatmung (Abb. 18)

- Legen Sie sich wieder mit angestellten Beinen auf den Rücken. Die Knie fallen locker zueinander, die Hände liegen zu beiden Seiten leicht auf den Rippen.
  Jetzt einatmen und dabei den Leib etwas einziehen, den Rippenraum dehnen, die Luft in die Mitte bringen und dabei die Hände etwas auseinander treiben lassen. Ausatmen.

  Wenn Sie während der Eröffnungsphase spüren, daß die Bauchatmung nicht mehr ausreicht, können Sie in Bauch- und Mittelraum einatmen und so mehr Luft schöpfen. Wenn Ihnen danach zumute ist, können Sie die Luft dann hörbar ausstöhnen und damit Platz für den nächsten Atemzug schaffen.
  Beim Pressen muß die in die Flanken eingeatmete Luft 10–12 Sekunden lang dreimal angehalten und nach unten gedrückt werden. Wichtig dabei: Luftraum nur zu drei Vierteln füllen und nicht in den Kopf pressen!

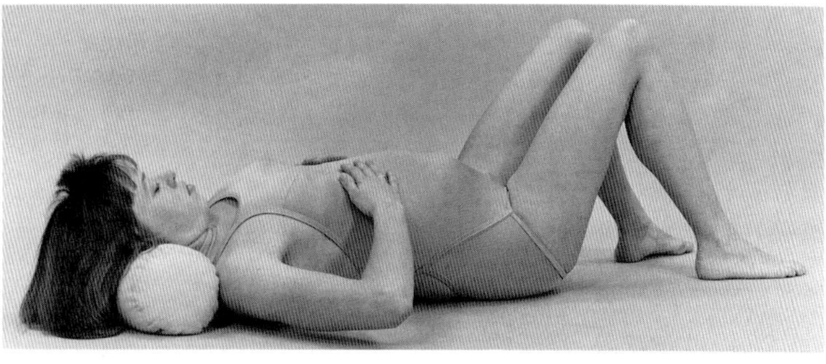

Abb. 18. Flankenatmung

Brustatmung

Wenn gegen Ende der Eröffnung des Muttermunds schmerzhafte Dauerspannungen es unmöglich erscheinen lassen, weiter in den Bauch zu atmen, bietet sich die „Fluchtatmung" in den Brustraum an (Abb. 19). Auf dem Schmerzgipfel wird mit offenem Mund zweimal hintereinander die Luft kurz in den Brustraum geseufzt und dann mit offenem Mund betont ausgestöhnt, bis wieder ein Übergang zur Bauchatmung möglich ist. Das Einseufzen der Luft beträgt dabei etwa ein Drittel, das Ausstöhnen zwei Drittel der Zeit des gesamten Atemzugs.
Hilfreich ist die Brustatmung auch in der Austreibungsphase, wenn bei der Entwicklung des Kindes nicht gepreßt werden darf. Durch das „*Hecheln*" wird der Preßdrang überspielt. Dabei wird mit geöffnetem Mund im schnellen Wechsel ein- und ausgeatmet. Die Zunge liegt am Gaumen oder hinter den Schneidezähnen, damit der Mund nicht zu schnell austrocknet. Wichtig ist, daß sich ein- und ausgeatmete Luftmenge entsprechen. Bei zu starker Ausatmung – ein Zeichen von Verkrampfung – wird zuviel Kohlendioxid abgegeben. Das kann zur Hyperventilation mit Schwindelgefühl, Kribbeln und Verspannungen in den Händen führen.
Bei Zeichen von Hyperventilation die hohle Hand dicht vor den Mund halten und so ein- und ausatmen. Durch das Wiedereinatmen der „verbrauchten" Luft wird das bestehende Überangebot an Sauerstoff wieder ausgeglichen.

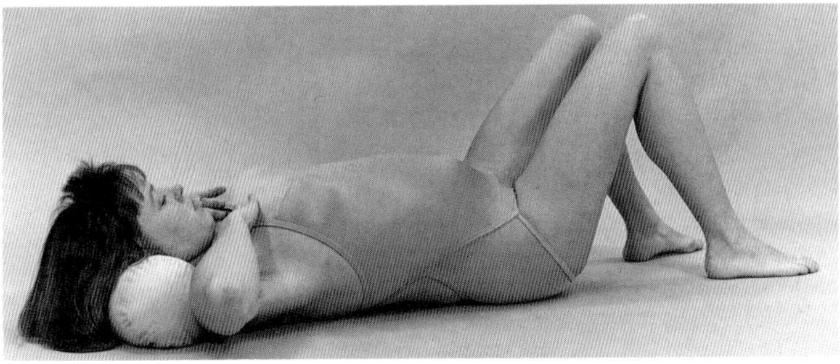

Abb. 19. Brustatmung

Der große Atemzug fürs Kind

Während der Wehe werden Gebärmuttermuskel und Blutgefäße der Plazenta stark zusammengepreßt, so daß die Blut- und damit auch Sauerstoffzufuhr für das Kind jeweils kurz unterbrochen wird. Diese Mangelsituation soll nach der Wehe so schnell wie möglich ausgeglichen werden, dazu dient der große Atemzug fürs Kind. Er wird nach jeder Wehe geatmet, ob sie im Stehen, Liegen, Hocken, Schneidersitz oder im Schoß des Partners sitzend erlebt wird:

- Atmen Sie zuerst in den Bauchraum ein,
  dann in den Mittelraum
  und schließlich in den Brustraum, bis Sie total mit Luft gefüllt sind.
  Beim Ausatmen zuerst den Bauchraum leeren,
  dann den Mittelraum
  und schließlich den Brustraum.
  Zum Schluß die Hüften sichtbar lockern:
  Rechte Hüfte hochziehen,
  linke Hüfte hochziehen,
  Becken locker fallen lassen.

Dieser große Atemzug wirkt wie eine Reinigung und ist eine Wohltat für den Körper auch in ganz normalen Zeiten, wenn es darauf ankommt, „erst mal tief durchzuatmen".
Die ununterbrochene Atmung ist Teil der Entspannung und kann durch alle Phasen der Geburt tragen. Damit die verschiedenen Atemformen im Ernstfall quasi automatisch verfügbar sind, müssen sie jedoch ständig geübt werden. Zu jeder Geburtsvorbereitungsstunde gehören deshalb 10–15 Minuten mit Atemübungen.

Kapitel 6 Angst

Der dritte Teil des großen ABCs der psychosomatischen Geburtsvorbereitung ist die Entspannung. Über sie läßt sich jedoch nur reden, wenn zuvor ihr größter Gegner, die Angst, bewältigt wurde.

Angst tut weh

Angst wird ausgelöst durch Reize oder Ereignisse in der sozialen Umwelt, im eigenen Körper oder auch in der Psyche und ist gekennzeichnet durch ein Gefühl der Bedrohtheit. Dieses Gefühl wirkt wiederum auf den Körper zurück in Form von Gefäßverspannungen und neurovegetativen Funktionsstörungen, die Schmerzgestalt annehmen können. Vor allem Durchblutungsstörungen wirken sich hier negativ aus (Blaßwerden vor Angst – die Wörter Angst und eng sind miteinander verwandt). Schließlich führt diese Reaktionsweise zu einem Teufelskreis, in dem sich Angst, Spannung und Schmerz gegenseitig verstärken (Abb. 20). Während der Geburt besteht die Gefahr eines Zustands ratloser Verzweiflung, in dem nur noch Eingriffe des Arztes Abhilfe schaffen können.

> Wer Angst hat, muß zusätzlich zum Wehenschmerz auch noch den Angstschmerz aushalten.

Angst erzeugt nicht nur zusätzliche Belastungen für die Gebärende, sondern schadet auch dem Kind; denn die Verspannung der Mutter und das bei Angst freiwerdende Hormon Adrenalin verschlechtern seine Sauerstoffversorgung.

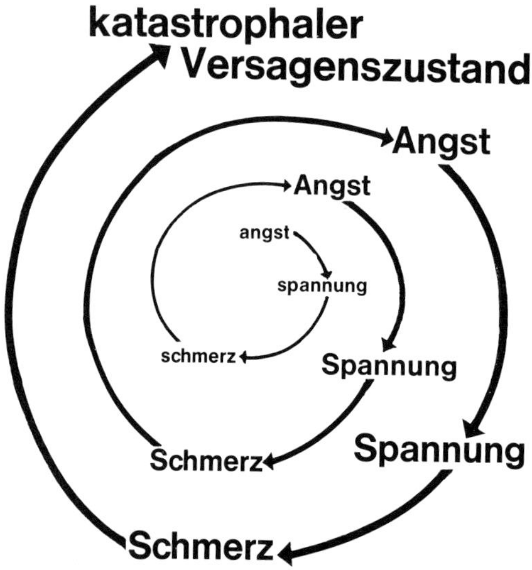

Abb. 20. Der Teufelskreis aus Angst, Spannung und Schmerz

Angstauslöser in der Schwangerschaft

Angst kann durch gegenwärtige, vorgestellte, erinnerte oder zukünftige Bedrohungen ausgelöst werden:

- Angst vor dem unbekannten Geburtsgeschehen, d.h. Angst vor Schmerzen, vor technischen Eingriffen, Komplikationen, vor dem Verlust der Selbstkontrolle und dem Ausgeliefertsein.
- Angst vor Krankheiten und Mißbildungen des Kindes.
- Angst vor sozialen Veränderungen, z.B. davor, Mutterschaft und Berufstätigkeit nicht miteinander vereinbaren zu können, seinen Freiraum zu verlieren.
- Negative Erfahrungen bei einer vorhergehenden Geburt können die Einstellung zur nächsten Geburt stark belasten.
- Gerüchte auf der Basis unsachlicher, von Geltungsbedürfnis bestimmter Erlebnisberichte sind die gefährlichste Angstquelle überhaupt. „Die Geburt war fürchterlich!", „30 Stunden hat es gedauert!", solche Äußerungen sind durchaus geeignet, einer Schwangeren Angst einzujagen.

Die Eröffnungsphase besteht nur zu 40% aus Wehen und zu 60% aus Wehenpausen, in denen genug Zeit zur Erholung und Entspannung bleibt.

Normalerweise sind nur die letzten 5–20 Minuten dieser Phase sehr hart; in der Erinnerung kann diese schmerzhafte Phase zwar endlos lang erscheinen, aber objektiv ist sie nur ein kleiner Teil der gesamten Geburt.

Kapitel 7 Schmerz

Schmerz ist ein Sammelbegriff für eine Unmenge verschiedenster Mißempfindungen, die im einzelnen schwer beschreibbar und schon gar nicht meßbar sind. Meist verbindet man den Begriff Schmerz mit der Vorstellung von Krankheit oder Zerstörung.
Der Gebärschmerz jedoch hat mit Krankheit nichts zu tun. Er ist ein Arbeitsschmerz, der im wesentlichen auf die Wehen zurückzuführen ist: In der Eröffnungsphase muß sich der Gebärmuttermuskel durch sich steigernde Kontraktionen stark dehnen und das Kind nach unten drängen. Wie jeder Muskel reagiert auch der Gebärmuttermuskel auf diese anstrengende Arbeit mit einem Muskelkater. Nach getaner Arbeit, d.h. nach vollzogener Öffnung des Muttermunds, hört der Schmerz auf.

Schmerzempfindungen während der Geburt

Wie fühlt sich nun dieser Wehenschmerz an? Die Beschreibungen sind ganz unterschiedlich: periodenähnliche Empfindungen, Ziehen im Rücken, Stechen im Unterleib, Kribbeln in den Oberschenkeln, Wundgefühl, Druckgefühl nach unten, Dehnung im Beckenbereich. Die Wehen am Ende der Eröffnungsphase und die Preßwehen fühlen sich an wie ein Auseinanderreißen des Beckens, als würde „innen ein Schirm aufgespannt", wie ein gewaltiger Einbruch, ein Sturm.
Vor 40 Jahren waren die Schwangeren noch wenig informiert. Viele meinten, es sei ihre Bestimmung zu leiden. Die heutigen Frauen sind ganz und gar nicht dieser Meinung. Sie wollen sich bewußt auf die Geburt und die damit verbundenen Schmerzen vorbereiten und wissen, was sie dagegen tun können.

Schmerzlinderung

Wie Schmerz empfunden wird, hängt auch von der Einstellung und den Vorerfahrungen mit Schmerzen ab. Die meisten Frauen sind Schmerzen gegenüber noch unerfahren, gibt es doch schon bei Mißempfindungen wie Kopf- oder Zahnschmerzen Tabletten oder Spritzen. In der Geburtsvorbereitung ist es deshalb wichtig, die Toleranz gegenüber dem Gebärschmerz zu erweitern.

Dies geschieht zum einen durch psychische Einstimmung auf den Geburtsvorgang:

Stellen Sie sich vor, Ihre Bauchdecke sei durchsichtig. Sie sehen, wie während der Wehe der Gebärmuttermuskel von allen Seiten Druck auf das Kind ausübt, um es aus der Gebärmutter herauszudrängen.

Zum anderen werden *schmerzlindernde Übungen* erlernt, die meist auf Beckenbewegungen basieren. Das Becken wird gekreist, gewiegt oder geschubst – das geht im Liegen, Sitzen, Stehen, Knieen, Hocken oder beim Herumlaufen.

Die Wirksamkeit dieses Prinzips können sie folgendermaßen ausprobieren:

- Gehen Sie in den Reiterstand und bleiben Sie eine Weile in dieser Haltung (Abb. 21). Schließlich wird es in den Oberschenkeln und Knien zu ziehen anfangen. Wenn sie meinen, es nicht mehr aushalten zu können, beginnen Sie mit der Bewegung. Im Reiterstand verharrend wippen Sie Ihr Becken von einer Seite zur anderen. Sofort verschwinden die Mißempfindungen, und Sie haben das Gefühl, noch lange durchhalten zu können. Die Bewegung hat den Schmerz sozusagen verteilt.

Kommt es aber zu dem verhängnisvollen Teufelskreis aus Angst und Schmerz, dann können Arzt und Hebamme mit verschiedenen *medikamentösen Methoden*, den Schmerz lindern oder auch ganz ausschalten.

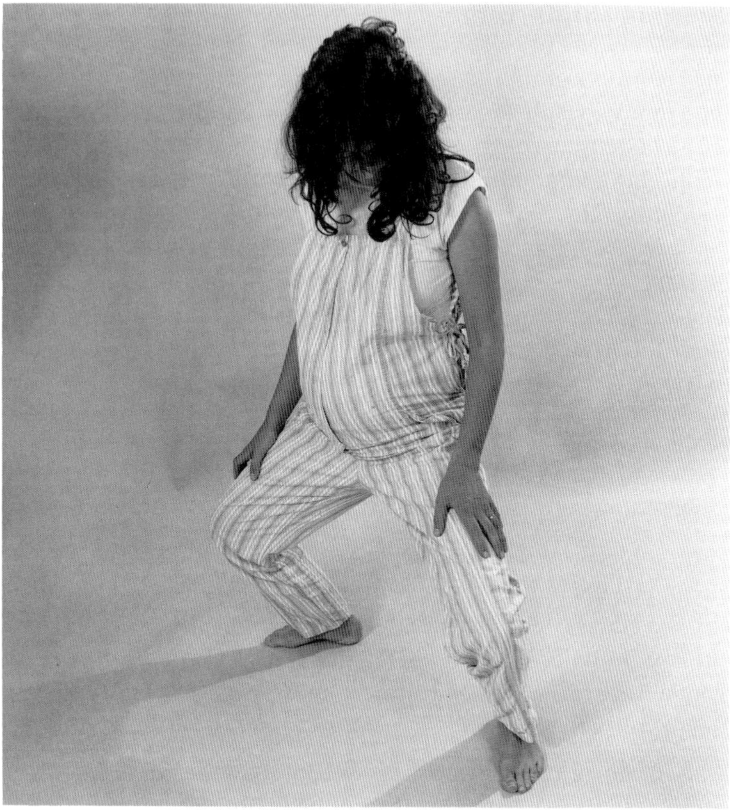

Abb. 21. Reiterstand

Schmerzstillende Hilfen, die eine bewußte Mitarbeit der Frau gewährleisten, sind:

- Akupunktur,
- lumbale Reflextherapie durch 4 kleine Einspritzungen im unteren Rückenbereich bei starken Rückenschmerzen,
- schmerzstillende Injektionen.

Bei der Periduralanästhesie, einer rückenmarksnahen Anästhesie, die den Gebärschmerz völlig ausschaltet, ist die bewußte Mitarbeit der Frau dagegen beeinträchtigt.
Schließlich wird im Falle eines Dammschnitts in der Regel durch Pudendusanästhesie das Gebiet um Scheide und After örtlich betäubt, um Schmerzlosigkeit bei Schnitt und Naht zu gewährleisten.
Nicht unerwähnt bleiben soll noch ein besonderer *Selbsthilfemechanismus* unseres Körpers: Bei überstarken Schmerzen können körpereigene schmerzblockierende Substanzen, die Endorphine, ausgeschüttet werden und die Schmerzen dämpfen. Man nimmt an, daß solche Substanzen beim Durchtritt des Köpfchens des Kindes nicht nur den Schmerz verringern, sondern auch den euphorischen Rauschzustand verursachen, der dann eine ganze Zeitlang anhält. Frauen, die durch eine Anästhesie bei der Geburt gar nichts spüren, können diese Erfahrung nicht machen.

Kapitel 8 Entspannung

Seelisch-körperliche Gelöstheit erleichtert die Geburt. Sie hilft nicht nur der Gebärenden, aus Angst und Verspannung resultierende Schmerzen zu vermeiden, sondern auch dem Kind: Im gelösten Körper kann der natürliche Geburtsvorgang ungehindert ablaufen.
Durch die möglichst perfekte Fähigkeit zur Entspannung in Verbindung mit den entsprechenden Atemtechniken und der Vorbereitung durch Gymnastik können Sie erreichen, daß Sie zu den Frauen gehören, die laut Statistik

- bedeutend weniger Medikamente benötigen,
- wesentlich seltener durch einen Wehentropf oder mechanische Eingriffe (Kaiserschnitt, Zange, Saugglocke, Dammschnitt) entbunden werden,
- eine kürzere Gebärzeit, eine schmerzarme Geburt und ein beglückendes Geburtserlebnis haben.

Allerdings bedarf diese Entspannungsfähigkeit einiger Übung, denn der normale Alltag ist von anderen Anforderungen geprägt. Die berufliche Disziplin, die bestandenen Konkurrenzkämpfe und die Erfolgsorientiertheit – und wer wollte bestreiten, daß diese „männlichen" Erfahrungen auch für Frauen wichtig sind – erweisen sich als Hindernis für die Bereitschaft zum Geschehenlassen, die für den natürlichen Geburtsverlauf so wichtig ist.

Übungen zur körperlichen Entspannung

Durch den Wechsel von Spannung und Lösung können Sie Ihr Körpergefühl intensivieren und einen ersten Zugang zur Entspannung finden.

- Legen Sie sich auf den Rücken, die Beine sind gestreckt und leicht gespreizt, die Arme liegen gelöst neben dem Körper. Lassen Sie nun die Spannung vom rechten Fuß über den Unterschenkel, Oberschenkel, die Hüfte in die linke Schulter, den Ober- und Unterarm und die Faust wandern. Halten Sie die Spannung und bewegen Sie den linken Fuß und den rechten Arm. Dann lassen Sie die Lösung wieder vom rechten Fuß aus in die linke Hand wandern.
  Während der Übung ständig in den Bauch ein- und ausatmen. Danach die Spannung im linken Fuß beginnen lassen.
- In Rückenlage rechten Arm und rechtes Bein fest anspannen und wieder lösen. Danach linken Arm und linkes Bein anspannen und lösen.
  4- bis 6mal.
- In Rückenlage den gesamten Körper anspannen: Arme, Beine, Rumpf, Beckenboden, Gesicht. Die Spannung halten, dann wieder lösen.
  3mal.

Entspannungslage nach Read (Abb. 22)

- Auf die rechte Seite legen, den rechten Arm leicht angewinkelt hinter dem Körper.
  Das linke Bein liegt angewinkelt vor dem Körper, die linke Hand liegt vor dem Gesicht. Der linke Ellenbogen weist nach außen, so daß der Schultergürtel ganz locker ist.
  Den Kopf ein wenig zur Brust neigen, die Augen schließen. Um die rechte Brust zu entlasten, können Sie eine Rolle unter das angewinkelte Knie legen oder eine zusammengefaltete Decke in Brusthöhe unter die Rippen.
  Atmen Sie jetzt ruhig in ihrem eigenen Rhythmus.

Diese Lage bietet sich in der Schwangerschaft auch als Schlaflage an. Während der Geburt können in der Entspannungslage auch einige Wehen beatmet werden. Üben Sie die Entspannungslage auch auf der linken Seite liegend, damit Sie im Bedarfsfall abwechseln können.

Entspannung in Rückenlage (Abb. 23)

- Mit ausgestreckten Beinen auf den Rücken legen. Kopf und Knie mit einer Rolle stützen. Die Arme ruhen leicht angewinkelt neben dem Körper, Knie und Füße fallen locker nach außen (Abb. 23).
- Oder in Rückenlage das rechte Bein ausstrecken, das linke Bein aufstellen und locker nach außen fallen lassen. Dabei den Fuß unter das rechte Kniegelenk schieben. Bei längerem Liegen Beine tauschen.

In Rückenlage kann es zu Übelkeit kommen, wenn das Kind auf der Cavavene, einer Beckenvene, liegt und durch sein Gewicht die Durchblutung behindert. Dann in die Seitenlage wechseln.

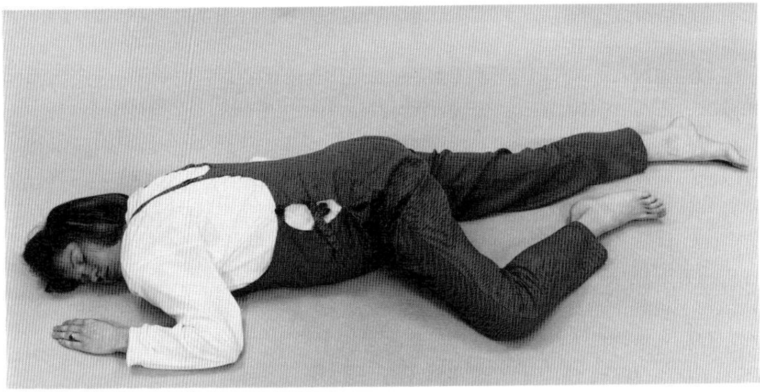

Abb. 22. Entspannungslage nach Read

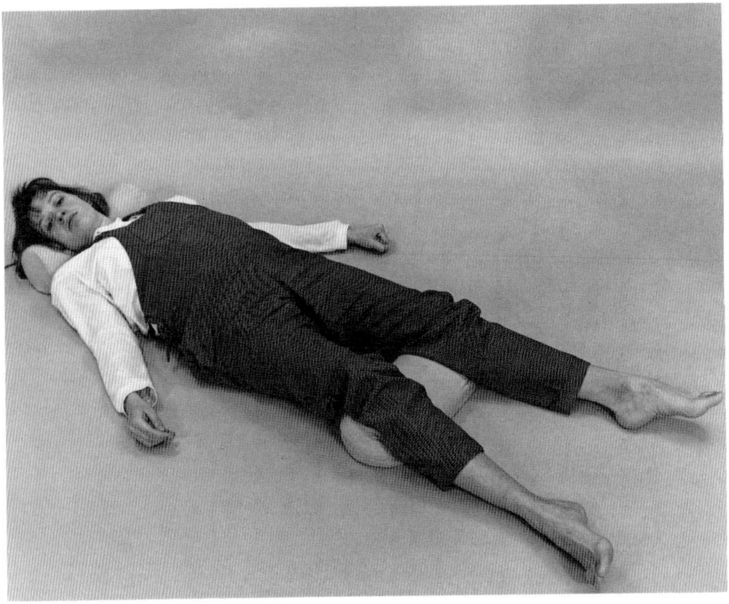

Abb. 23. Entspannung in Rückenlage

Knie-Unterarm-Entspannung (Abb. 24)

- Im Vierfüßlerstand bei geöffneten Knien die Ellbogen aufstützen und den Kopf in beide Hände nehmen.
  Diese Position befreit von dem unangenehmen Druckgefühl unter dem Rippenbogen, das bei hohem Gebärmutterstand auftreten kann.

Entspannungslage mit Partner (Abb. 25)

- Mann und Frau liegen auf der Seite, die Frau hinter dem Mann, so daß sie ihr obenliegendes Bein locker auf sein Becken legen kann. In dieser Lage fühlt die Frau sich entspannt und wie geöffnet.

Entspannung mit dem Pezzi-Ball

- Aus dem Kniestand Oberkörper und Schultergürtel auf den Ball lehnen. Dann können Sie sich mit leicht wiegenden Bewegungen der Entspannung überlassen.

Einstimmung in die psychische Entspannung

Je besser es schon in der Schwangerschaft gelingt abzuschalten, in sich hinein zu horchen und eine optimale Synthese von Atmung und Entspannung zu erreichen, um so leichter fällt dann auch die Entspannung während der Geburt.
Legen Sie sich in einer der geschilderten Entspannungslagen hin und konzentrieren Sie sich auf Ihren Körper:

> Ich ruhe aus. Ich mache Pause.
> Die Muskeln erschlaffen. Die Gelenke sind gelöst.
> Mein Körper wird schwer wie Blei.
> Ich tue nichts mehr und lasse mich vom Boden tragen.
> Ich befreie mich von störenden Gedanken.
> Meine Gedanken sind nur bei mir und bei meinem Kind.

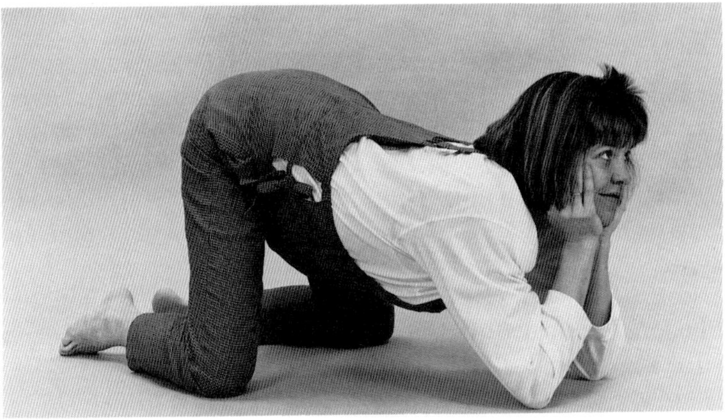

Abb. 24. Knie-Unterarm-Entspannung

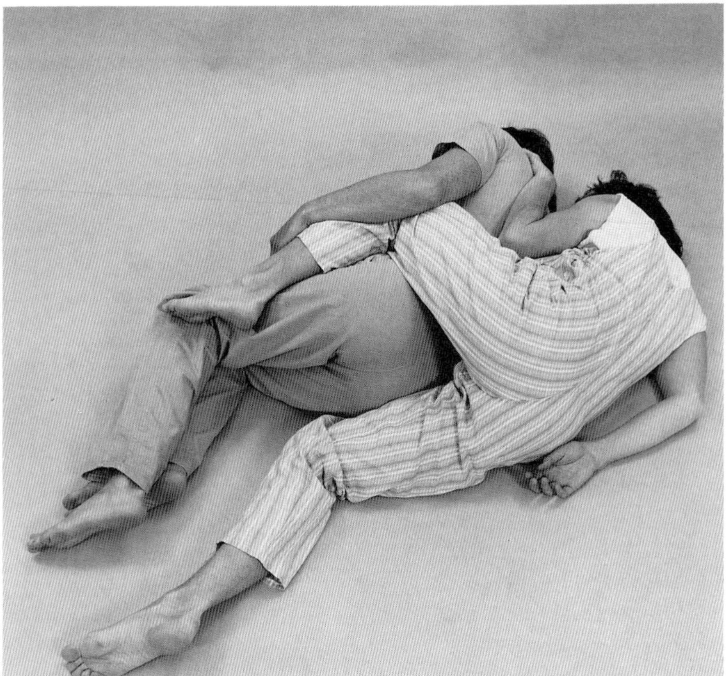

Abb. 25. Entspannungslage mit Partner

Vielleicht schlafen Sie ein; dies zeigt, wie gut Sie sich schon entspannen können.

- Lösen Sie zuerst den rechten Fuß, die Zehen, das Fußgelenk, den Unterschenkel, das Kniegelenk, den Oberschenkel und die Hüfte.
  Dann lösen Sie den linken Fuß, die Zehen, das Fußgelenk, den Unterschenkel, das Kniegelenk, den Oberschenkel und die Hüfte.
  Lösen Sie das Becken und lockern Sie den Beckenboden, die muskuläre Pforte, durch die Ihr Kind einmal durchrutschen wird.
  Nun lockern Sie den Rumpf- und den Schultergürtel.
  Lösen Sie die rechte Hand, die Finger, das Handgelenk, den Unterarm, den Ellbogen, den Oberarm, die Schulter.
  Dann lockern Sie die linke Hand, die Finger, das Handgelenk, den Unterarm, den Ellbogen, den Oberarm, die Schulter.
  Ihr Kopf liegt schwer auf der Unterlage. Entspannen Sie nun auch Ihre Mimik: Die Stirn wird glatt, die Wangen sind gelöst, die Kiefer sind entspannt, der Mund ist locker. Kinn und Halsgebiet sind frei von Spannungen.
  Atmen Sie ruhig und spüren Sie, wie Ihr Herz klopft.

Lassen Sie Ihre Gedanken während der Entspannung in das Geburtsgeschehen wandern. Denn auch dort sollen Sie sich entspannen können, nicht nur in den Wehenpausen, sondern vor allem während der aktiven Wehenarbeit, um die natürliche Tätigkeit Ihrer Gebärmutter nicht zu behindern.

Nach der Entspannung Arme und Beine bewegen, sich dehnen und strecken und langsam wieder aufrichten.

Kapitel 9 Massage

Durch Massage können muskuläre Verspannungen gelöst werden, die Durchblutung wird gefördert, Kreislauf und Stoffwechsel werden angeregt.
Während der Schwangerschaft hilft die Massage oft bei Rükkenschmerzen, Verspannungen in der Halswirbelsäule und bei müden Beinen. Während der Geburt ist auch ihre stoffwechselanregende Wirkung von Bedeutung, denn dadurch werden die bei der Eröffnungsarbeit des Gebärmuttermuskels entstehenden Schlacken schneller resorbiert und die Gebärende bleibt länger frisch. Nicht zu vernachlässigen ist neben diesen körperlichen Wirkungen auch der psychische Effekt, denn Massage durch den Partner ist auch eine Form zärtlicher Zuwendung, die ein Gefühl von Geborgenheit und Sicherheit vermitteln kann.

Massage durch den Partner

Kreuzbeinmassage (Abb. 26)

- Während Sie auf der Seite liegen, legt Ihr Partner eine Hand mit gespreizten Fingern auf Ihr Kreuzbein und führt damit kräftig, kreisende Bewegungen aus. Folgende Variationen sind möglich:
  - Der Partner legt beide Hände übereinander, wobei die obere Hand die untere kreisend führt.
  - Er kann auch mit einer oder beiden übereinanderliegenden Händen auf dem Kreuzbein Achten ziehen.
  - Schließlich kann er mit einer Hand quer über das Becken streichen.

Entscheiden Sie selbst, welcher Druck Ihnen angenehm ist.

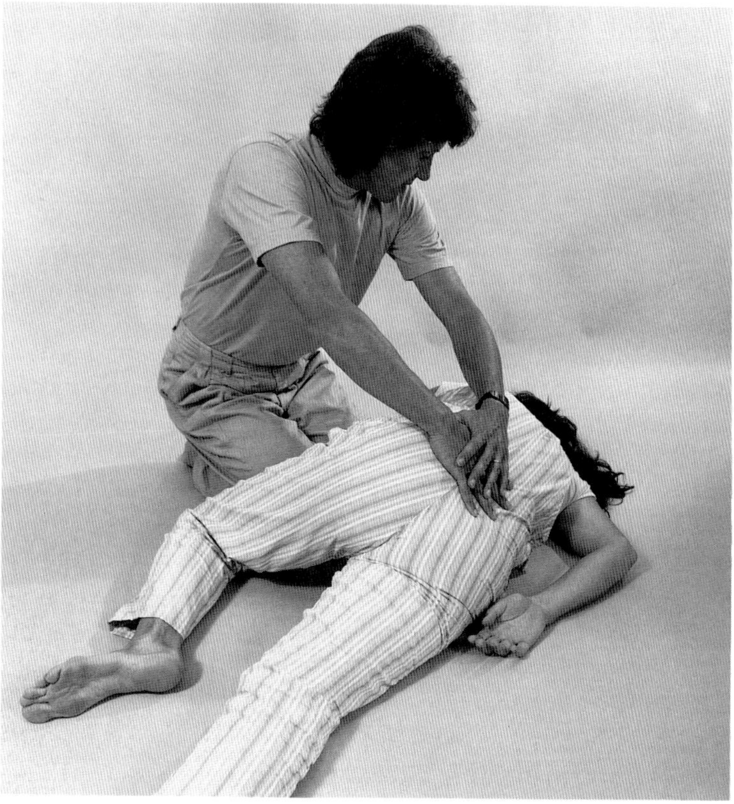

Abb. 26. Kreuzbeinmassage

Rückenmassage (Abb. 27)

- Knien Sie mit gespreizten Beinen auf den Boden oder das Bett und stützen Sie den Oberkörper auf einen Kissenberg oder einen Pezzi-Ball. Ihr Partner kniet nun mit geschlossenen Knien zwischen Ihre Beine, so daß Sie sich auf seine Oberschenkel zurücksinken lassen können. Die Hände Ihres Partners umfassen nun Ihren Rücken in Taillenhöhe und gleiten kräftig, aber liebevoll hoch bis zu Ihren Schulterblättern und wieder zurück. Seine Daumen streichen neben (nicht auf!) der Wirbelsäule entlang.
  Die Massage endet mit einer kreisenden Kreuzbeinmassage.

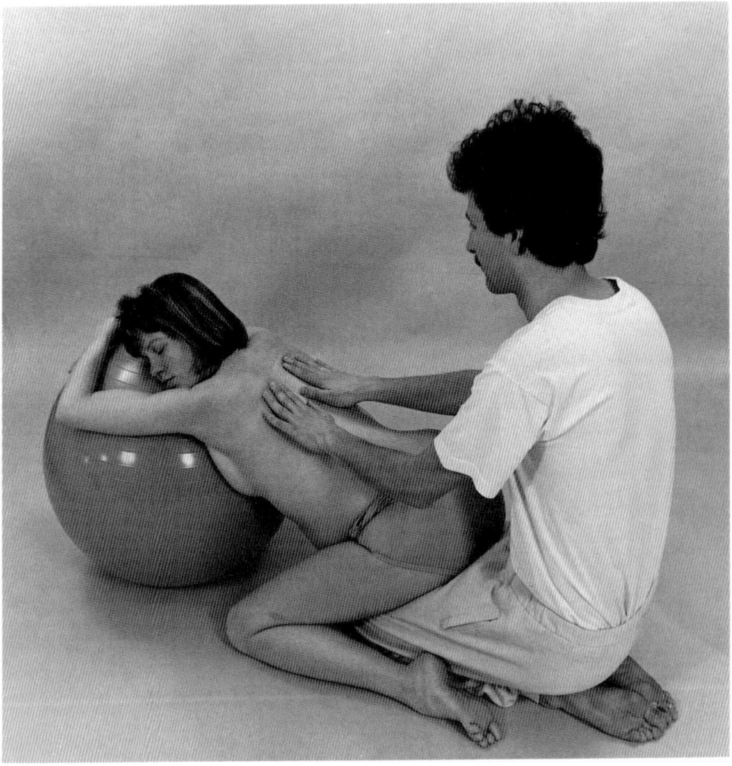

Abb. 27. Rückenmassage

Beinmassage

- Legen Sie sich mit gespreizten, gestreckten Beinen auf das Bett. Ihr Partner kniet in Fußhöhe zwischen Ihren Beinen und streicht mit flachen Händen und sanftem Druck an beiden Beinen entlang. Er beginnt unten außen an den Fußgelenken, über Unter- und Oberschenkel bis hinauf zur Leiste, macht dort einen Bogen und streicht nun innen zurück von den Oberschenkeln bis zu den Füßen.
  Diese Massage eignet sich besonders zur Beruhigung des am Ende der Eröffnungsphase oft auftretenden Beinzitterns und wird so lange durchgeführt, bis das Zittern aufhört.

Achtung: Bei starken Krampfadern dürfen die Beine nicht massiert werden!

Selbstausgeführte Massagen

Bauchmassage

Morgens nach dem Duschen den leicht eingeölten Bauch mit sanften, im Uhrzeigersinn kreisenden Bewegungen massieren. Dabei auch den Damm einölen, um ihn elastischer zu machen.

Brustmassage (Abb. 28)

- Die Hände Rücken an Rücken mit nach oben gerichteten Fingerspitzen zwischen die Brüste legen. Dann die Hände nach unten außen um die Brüste führen und so massieren. Jetzt die aneinander gelegten Handrücken mit den Fingerspitzen nach unten zwischen die Brüste legen und den Halbkreis nach oben außen führen.

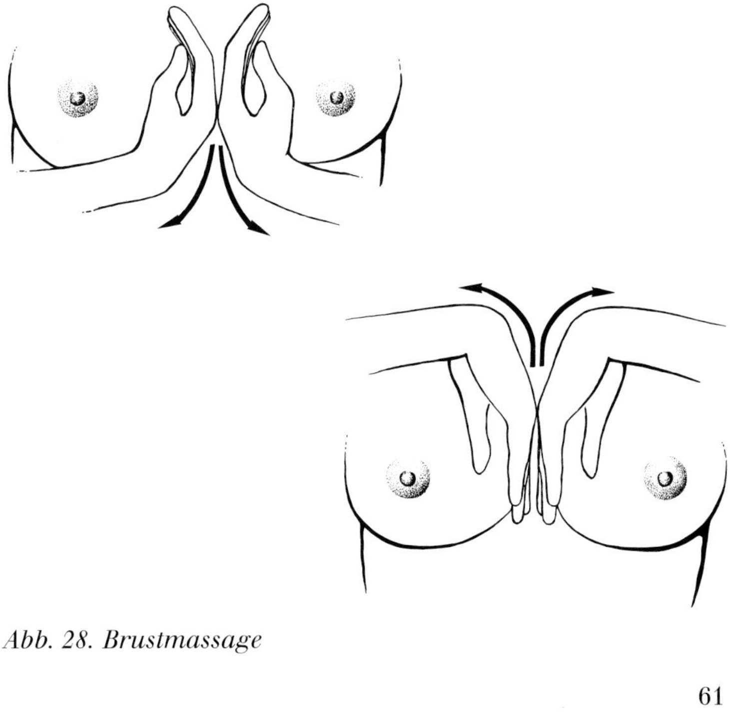

Abb. 28. Brustmassage

Kapitel 10
Schwimmen und Körpertraining im Wasser

Bewegungen im Wasser bieten die beste Möglichkeit, alle drei Elemente der Geburtsvorbereitung miteinander zu verbinden: Gymnastik, Atmung und Entspannung.

- Schwimmen wirkt sich auf die gesamte Muskulatur kräftigend aus.
- Durch Schwimmen wird in idealer Weise ein Bewußtsein für den eigenen Atemrhythmus entwickelt.
- Schwimmen im vorgewärmten Wasser entspannt die Muskeln.

Gehen Sie möglichst zweimal in der Woche – allein, mit Ihrem Partner oder in der Gruppe – zum Schwimmen. Sportlicher Ehrgeiz ist allerdings in der Schwangerschaft nicht angebracht.

Übungen im Stehen

In der Gruppe in einer Reihe aufstellen und sich an den Händen fassen.

● Auf den Zehen 5 Schritte vorwärts gehen,
auf den Zehen 5 Schritte rückwärts gehen.

Auf den Fersen 5 Schritte vorwärts gehen,
auf den Fersen 5 Schritte rückwärts gehen.

Auf den Außenkanten der Füße 5 Schritte vorwärts gehen,
auf den Außenkanten der Füße 5 Schritte rückwärts gehen.

Auf den Innenkanten der Füße 5 Schritte vorwärts gehen,
auf den Innenkanten der Füße 5 Schritte rückwärts gehen.

Der Storchengang (Abb. 29):

- Rechtes Bein anbeugen, Bein nach vorne ausstrecken, abstellen,
  linkes Bein anbeugen, Bein nach vorne ausstrecken, abstellen (5mal).
  Dasselbe rückwärts: Rechtes Bein anbeugen, nach hinten strecken, abstellen,
  linkes Bein anbeugen, nach hinten strecken, abstellen (5mal).
- Auf dem rechten Fuß nach vorne hüpfen (5mal),
  auf dem rechten Fuß nach hinten hüpfen (5mal).

  Auf dem linken Fuß nach vorne hüpfen (5mal),
  auf dem linken Fuß nach hinten hüpfen (5mal).

  Auf beiden Füßen nach vorne hüpfen (5mal),
  auf beiden Füßen nach hinten hüpfen (5mal).

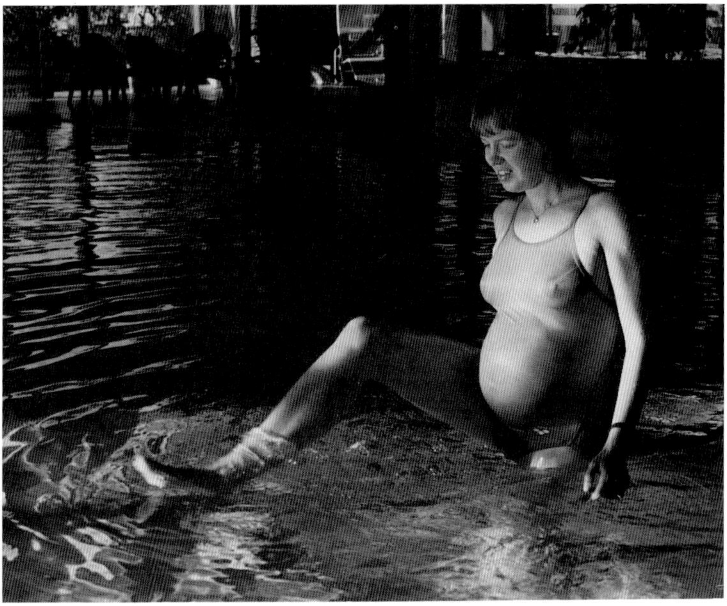

Abb. 29. Storchengang im Wasser

Übungen in Rückenlage

Mit dem Rücken zum Beckenrand aufstellen. Arme ausbreiten und sich mit den Händen am Rand feshalten. Beine anheben und ausstrecken. Den Körper flach auf dem Wasser ruhen lassen.

- Kreisen mit den Füßen – 5mal rechts herum, 5mal links herum.

  Die Füße im Wechsel auf- und abbewegen (5mal).
  Die Zehen im Wechsel krallen, dann spreizen (5mal).

  Beine gegeneinander verschieben: während das rechte Bein angezogen wird, wird das linke Bein ausgestreckt und umgekehrt (5mal).

  Einatmend die gestreckten Beine weit öffnen (grätschen), – ausatmend schließen (5mal).

  Einatmend rechtes gestrecktes Bein weit nach außen schieben,
  ausatmend rechtes gestrecktes Bein zur Mitte zurück (5mal).
  Einatmend linkes gestrecktes Bein weit nach außen schieben,
  ausatmend linkes gestrecktes Bein zur Mitte zurück (5mal).

  Einatmend beide gestreckten Beine geschlossen nach rechts führen,
  ausatmend beide gestreckten Beine geschlossen zur Mitte zurück (5mal).

  Einatmend beide gestreckten Beine geschlossen nach links führen,
  ausatmend beide gestreckten Beine geschlossen zur Mitte zurück (5mal).

- Radfahren: Beide Beine nach rechts herüber schieben und bei ruhiger Atmung die Beine über die Mitte nach links bringen,
  in gleicher Form radfahrend nach rechts zurückkommen,
  dann zur Mitte zurückkommen.

Übungen in Bauchlage

Auf dem Bauch auf dem Wasser liegen. Mit gestreckten Armen am Beckenrand festhalten. Beine ausstrecken.

Aus dieser Ausgangsstellung können alle Übungen aus der Rückenlage ebenfalls durchgeführt werden.
Wer genau aufpaßt wird feststellen, daß man die Radfahrkreise in der Rückenlage entgegengesetzt durchführt als in der Bauchlage. So werden unmerklich Bein- und Rumpfmuskelgruppen maximal betätigt.
Es ist nicht nötig, alle Übungen hintereinander zu machen – diese Vorschläge sollen nur dazu dienen, in Gruppen ein fröhliches Körpertraining durchzuführen und Bewegungsvorschläge für einzelne anzubieten.

Kapitel 11
Veränderungen in der Partnerschaft

Daß heute der Partner nicht nur bei der Geburt dabei sein, sondern an der Geburtsvorbereitung und am Geburtsgeschehen aktiv teilnehmen kann, ist zweifelsohne ein Fortschritt. Denn durch die Einbeziehung des Partners in die zunächst auf die Frau konzentrierten körperlichen und seelischen Veränderungen kann das Paar schon während der Schwangerschaft die spätere gemeinsame Verantwortung für das Kind erproben.

Es gibt nicht nur eine Möglichkeit, Mutter und Vater zu werden bzw. zu sein. Haben Sie Mut zu Ihrer eigenen, individuellen Form der Elternschaft.

Gemeinsames Erleben von Schwangerschaft und Geburt

Wenn auch die Zusammenarbeit von Mann und Frau während Schwangerschaft und Geburt zu Recht als Fortschritt gilt, so sollte hieraus keinesfalls ein Zwang entstehen. Jede Partnerschaft ist verschieden, und zwei Menschen müssen nicht die gleiche Beziehung zueinander haben wie die Leute nebenan. Es gibt Partner, die nicht bei der Geburt ihres Kindes dabei sein wollen. Ebenso gibt es Frauen, die beim Gebären ganz für sich sein möchten.

Geburtsvorbereitungskurse wie die in Kapitel 1 beschriebenen beziehen den Partner von Anfang an mit ein. Neben der Information und dem Gespräch liegt das Hauptgewicht auf gemeinsamen gymnastischen Übungen, um das Gefühl für den eigenen Körper und für den des Partners zu vertiefen. Durch die Atemübungen lernt der Partner den Atemrhythmus der

Frau kennen und kann ihr so durch sein Mit- oder sogar Voratmen in den entscheidenden Momenten der Geburt eine unersetzliche Hilfe sein.
Im bewußten Erleben der Schwangerschaft und in der gemeinsamen Vorbereitung auf die Geburt kann so eine neue Form von Gemeinsamkeit entstehen, und das Vertrauen nimmt zu, die neuen Aufgaben auch zu bewältigen.
Über die emotionale Stützung hinaus kann Ihr Partner während der Geburt auch ganz praktisch helfen. Er kann

- mit einem kalten Waschlappen Ihr Gesicht kühlen,
- Ihren Rücken massieren,
- Sie daran erinnern, locker zu bleiben,
- aufpassen, daß Sie nach jeder Wehe den großen Atemzug fürs Kind atmen,
- Mut machen, trösten und loben.

Sexualität

Oft verändert sich in der Schwangerschaft das gewohnte sexuelle Verhalten der beiden Partner zueinander. Nicht selten verhält sich der Mann zurückhaltend, scheu, machmal unbeholfen und distanziert. Die Frau dagegen entwickelt ein gesteigertes Bedürfnis nach körperlicher Nähe und Zärtlichkeit, auch wenn sie nicht unbedingt einen Orgasmus wünscht. Ohne das Gespräch über die gegenseitigen Wünsche und Empfindungen kann es leicht zu Mißverständnissen und Problemen in der Beziehung zueinander kommen. Oft ist das gegenseitige Einfühlungsvermögen aber auch so groß, daß es nicht vieler Worte bedarf. Behutsam lassen sich verschiedene Stellungen ausprobieren (z.B. der Mann hinter der Frau oder vor ihr kniend).
Manchmal ist auch aus medizinischen Gründen eine gewisse Zurückhaltung erforderlich. Frauen, die bereits eine Frühgeburt hatten oder die zu einer vorzeitigen Öffnung des Muttermunds neigen, sollten in den letzten 3 Schwangerschaftsmonaten keinen Orgasmus haben. Dann könnte das beim Beischlaf ausgestoßene Hormon Oxytocin zu vorzeitigen

Wehen führen. Anders ist es bei überschrittenem Geburtstermin und voller Reife der Gebärwege. Hier könnte das Oxytocin die Geburt in Gang bringen.
Oxytocin wird übrigens auch als sogenannter Wehentropf bei Wehenschwäche während der Geburt verabreicht. Die Nähe und Zärtlichkeit des Partners wird den Wehentropf in kritischen Situationen, wo er medizinisch notwendig ist, nicht ersetzen können. Doch kann seine körperliche Nähe, das Beieinanderliegen, das Sichberühren ohne Zweifel den biologischen Mechanismus stimulieren, der bei der Frau den Geburtsvorgang fördert.
Nach der Geburt muß zunächst oft auf die Folgen eines Dammschnitts Rücksicht genommen werden. Die Frau muß das After-Scheiden-Blasen-Gebiet erst wieder schmerzfrei anspannen können, bevor sie mit Genuß mit ihrem Mann schlafen kann. Auch dies sollten Sie offen miteinander besprechen.

Sexualität und Geburt haben manches gemeinsam, nämlich die Bereitschaft und Fähigkeit
- zu empfangen,
- sich zu öffnen,
- sich treiben zu lassen,
- ja zu sagen,
- zuzulassen,
- sich hinzugeben,
- abzugeben.

Kapitel 12 Die Geburt

Obwohl jede Geburt ein natürlich und hormonell gesteuerter Vorgang ist, gibt es keine Geburt, die einer zweiten bis ins einzelne gleicht. Grundsätzlich lassen sich 3 Phasen unterscheiden:

- die Eröffnungsphase,
- die Übergangs- bzw. Ruhephase,
- die Austreibungsphase.

In jeder dieser Phasen gibt es vielfältige Möglichkeiten, sich – je nach den individuellen Fähigkeiten und Bedürfnissen – aktiv zu beteiligen und dem Geburtsgeschehen damit auch – im Rahmen des natürlichen Prozesses – einen teilweise selbstbestimmten Verlauf zu geben.

Die Geburt ist ein aktiver Vorgang, den ich als Gebärende mitgestalten kann – im Gegensatz zur Entbindung, die andere an mir vornehmen.

Etwa 6 Wochen vor dem errechneten Termin werden im Vorbereitungskurs die Verhaltensweisen bei der Geburt behandelt. Auch dies müssen Sie zu Hause weiter üben, damit Ihnen Atmung und Bewegungen in Fleisch und Blut übergehen.

Die Wehen

Ungefähr 4 Wochen vor der Geburt senkt sich das Kind in der Regel um etwa 5 cm in das kleine Becken. Unter den Rippenbögen entsteht mehr Platz, die Atmung wird freier. Dieser Prozeß kann mit ziehenden Mißempfindungen in Bauch, Rükken oder Kreuzgegend verbunden sein. Der Bauch wird dabei hart. Atmen Sie während dieser Senkwehen gezielt in den

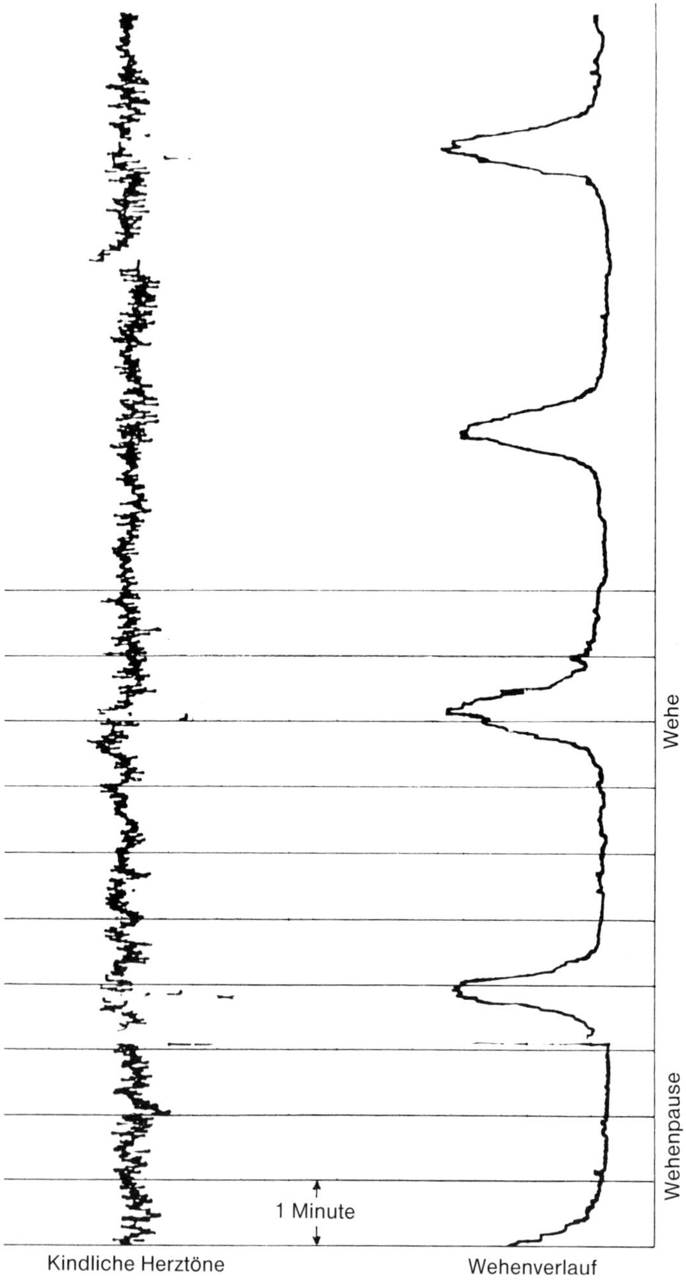

Abb. 30. Verlauf der Wehen im Kardiotokogramm

Bauch ein und aus. So können Sie schon die richtige Beatmung der Wehen während der Geburt üben.
Medizinisch ist eine Wehe definiert als Kontraktion des Gebärmutterkörpers bei Erweiterung des Gebärmuttermundes. Bei den Senkwehen bleibt der Gebärmuttermund jedoch meist noch verschlossen.
Eine Geburtswehe dauert etwa 60 Sekunden, gegen Ende der Eröffnungsphase kann sie auch ca. 70 Sekunden dauern. Der wellenförmige Verlauf einer Wehe ist in Abb. 30 dargestellt. Jede Wehe beginnt schmerzarm, dann steigert sich die Schmerzempfindung zum Wehenhöhepunkt und fällt wieder ab. Danach folgt eine Wehenpause.
Jede Wehe sollte gezielt in den Schmerz hinein, dem Kind und dem sich öffnenden Muttermund entgegen beatmet werden. Verbunden mit ständigen kleinen Bewegungen des Beckens hilft dies zur Entspannung und damit zur Schmerzerleichterung. Denn die Dehnung eines entspannten, gut durchbluteten Muskels ist weit weniger schmerzhaft als die eines verspannten, der lockere Muskel öffnet sich schneller.

Der Wehenablauf ist wie eine Welle, auf der es zu treiben gilt. Nur wer mit der Welle mitschwimmt, bleibt oben.

Bei trägem Geburtsverlauf oder überschrittenem Termin ist es manchmal nötig, die Wehentätigkeit anzuregen. Dazu gibt es verschiedene Möglichkeiten:

- Prostaglandine wirken krampflösend und machen den Muttermund weich.
- Mit dem Wehentropf wird das wehenfördernde Hormon Oxytocin zugeführt.
- Durch Sprengen der Fruchtblase gerät das Kind in eine Notsituation, worauf der mütterliche Körper mit Wehen reagiert.
- Auch eine Massage des Kreuzbeins mit einer warmen, scharf eingestellten Dusche bei der im Vierfüßlerstand knieenden Frau kann die Wehentätigkeit fördern.
- Eine kreisende Massage an der oberen Bauchwölbung kann ebenfalls die Wehentätigkeit anregen (Abb. 31).

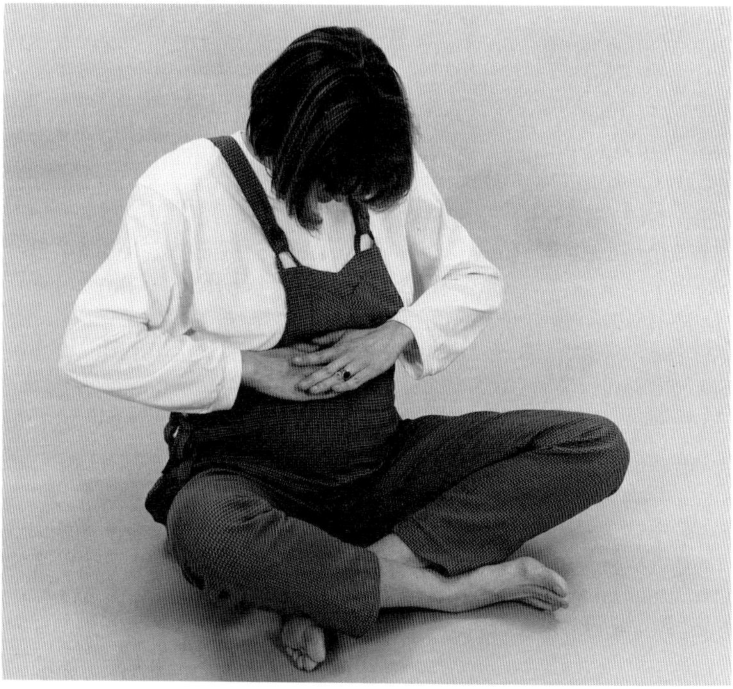

Abb. 31. Bauchmassage zur Wehenanregung

Vom Beginn der Wehen bis zum Aufbruch in die Klinik

Das Kind bestimmt nach abgeschlossener Reifung den Beginn der Geburt. Durch Abgabe eines Hormons an die Plazenta gibt es dem mütterlichen Organismus das Startsignal.
Beginnen die Wehen nachts, ist wahrscheinlich Ihr Partner bei Ihnen. Seine Nähe wird Ihnen gut tun. Nehmen Sie eine der Entspannungslagen (s. Kap. 8) ein. Ihr Partner paßt sich Ihrem Atemrhythmus an, und sie beatmen gemeinsam die Wehen. Wenn Ihnen danach zumute ist, können Sie auch noch einmal miteinander schlafen – das fördert die Wehentätigkeit.

Setzen die Wehen im Laufe des Tages ein, laufen Sie vielleicht lieber herum. Lehnen Sie sich während der Wehe an und bewegen Sie Ihr Becken kreisend, wippend oder schubsend, um so den Schmerz zu „verteilen“ und möglichen Verkrampfungen vorzubeugen. Wenn Ihr Partner bei Ihnen ist, können Sie auch einige Bewegungen mit ihm zusammen ausführen. Wichtig ist auch hier die Bauchatmung.
Zu jeder Tages- und Nachtzeit angenehm kann ein warmes Bad sein, in dem Sie ganz entspannen können.
Stimmen Sie sich so auf die Unterstützung der Wehenarbeit ein mit dem Ziel, sich und Ihrem Kind die Geburt so leicht und schmerzarm wie möglich zu machen.
Wenn die Wehen alle 6–8 Minuten kommen, ist es Zeit, in die Klinik aufzubrechen.

Was der Koffer für die Klinik noch enthalten sollte

Alle üblichen Zeitschriften und Ratgeber enthalten Listen mit dem, was in den Klinikkoffer gehört. Darüber hinaus sind einige zusätzliche Dinge nützlich:

- Ein mittelgroßes, hartes Kissen, denn in den meisten Kliniken gibt es zuwenig davon.
- Nasenspray oder ein ätherisches Öl (Olbas) für den Fall, daß Ihre Nase verstopft ist und Sie deshalb Schwierigkeiten mit dem Atmen bekommen.
- Lippenpomade, damit die Lippen nicht aufspringen.
- Eine Windel zum Abtupfen des Schweißes und Öl, um die Haut geschmeidig zu halten, wenn Ihr Partner Sie massiert.
- Ein Frotteewaschlappen, damit Ihr Partner Ihr Gesicht mit einer kalten Kompresse erfrischen kann.
- Ein paar Butterbrote, Obst und Traubenzucker. Da die Geburten oft nachts geschehen und es in den Kliniken dann meist nur Kaffee gibt, braucht Ihr Mann zwischendurch eine Stärkung, damit er diese Stunden gut durchhält.

Wann ist es Zeit für die Klinik?

Meist zeigt sich der Beginn der Geburt durch Wehen an. Beim ersten Kind sollten Sie in die Klinik fahren, wenn die Wehen im Abstand von etwa 6–8 Minuten kommen. Beim zweiten und weiteren Kindern müssen Sie schon bei einem Wehenabstand von etwa 10 Minuten aufbrechen, da sich der Muttermund meist schneller öffnet.

Sofort, und zwar im Krankenwagen liegend, müssen Sie in die Klinik, wenn die *Fruchtblase* springt und sich das Fruchtwasser (etwa 0,75 l) entleert. Mit dem Verlust des Fruchtwassers geht die Schwerelosigkeit, in der das Kind vorher schwimmen konnte, verloren. In aufrechter Haltung oder beim Herumlaufen könnte sich das Kind mit seinem ganzen Gewicht auf die Nabelschnur legen, damit wäre seine Sauerstoffversorgung gefährdet.

Etwa 4% aller Geburten beginnen mit einem Blasensprung. Legen Sie deshalb etwa 4 Wochen vor dem errechneten Geburtstermin eine zusätzliche Unterlage ins Bett, um die Matratze zu schützen.

Entleert sich das Fruchtwasser nicht in einem Schwall, sondern tröpfelt es nur ab, brauchen Sie keinen Krankenwagen. Legen Sie eine Hygienebinde als Schutz vor und lassen Sie sich im Pkw in die Klinik fahren. Überprüfen Sie aber vorher, ob es nicht Harn ist, der abtropft, weil Ihr Kind gegen Ihre Harnblase tritt. Setzen Sie sich dazu auf die Toilette und spannen Sie den oberen Beckenboden an, um den möglichen Harnfluß zu stoppen. Tropft es dann weiter, handelt es sich höchstwahrscheinlich um einen Riß der Fruchtblase, und Sie müssen in die Klinik.

Blutungen können ebenfalls ein Hinweis sein, die Klinik aufzusuchen. Bei fortlaufendem hellrotem Bluten müssen Sie sofort in die Klinik. Es könnte sein, daß durch das tieferrutschende Kind die Plazenta verletzt wurde. Dann ist schnellste ärztliche Behandlung erforderlich.

„Blutiges Zeichnen“ zeigt den Verlust des Schleimpropfens an, der den Gebärmutterhals verschließt. Damit hat die Geburt begonnen. Beim ersten Kind können Sie die ersten Wehen noch zu Hause erwarten, beim zweiten und weiteren Kindern sollten Sie die Klinik aufsuchen.
Kein Hinweis auf die beginnende Geburt sind geronnene, bräunliche Blutspuren nach ärztlichen Untersuchungen gegen Ende der Schwangerschaft. Die Schleimhäute der Vagina sind dann dünnwandig, aufgequollen und zerreißbar, so daß sie bei der Untersuchung leicht bluten. Hier können Sie ruhig zu Hause bleiben.

Vorbereitung und Untersuchungen in der Klinik

Nach der Ankunft in der Klinik werden Sie zunächst von der Hebamme, machmal auch vom Arzt untersucht. Dabei wird festgestellt, wie weit Ihr Muttermund schon geöffnet ist.
Es folgt – aus hygienischen Gründen – die teilweise Entfernung der Schamhaare und ein Einlauf, um letzte Kotreste zu entfernen. Danach können Sie ein Bad nehmen. Das warme Wasser hilft bei der Entspannung und schwächt den Wehenschmerz ab. Bewegen Sie in der Badewanne Ihr Becken und atmen Sie in den Bauch. Vergessen Sie den großen Atemzug fürs Kind nicht!
Es ist Zeit, mit der Hebamme ein Kontaktgespräch zu führen. Denken Sie in den Ruhepausen zwischen den Wehen an Ihr Kind und versprechen Sie ihm:

In jeder Wehe atme ich dir zu, damit du gut durchblutet bleibst. Ich atme in den Gebärmuttermuskel hinein, damit sich dieser schneller öffnet. Ich weiß, daß jede Wehe Streß für dich bedeutet, weil sich ja nicht nur die Gebärmutter zusammenzieht, sondern auch die Plazenta, die dich ernährt. Deshalb überflute ich dich nach jeder Wehe mit Sauerstoff durch den großen Atemzug für dich, mein Kind.

Nach dem Bad ziehen Sie ein lockeres T-Shirt oder eine Schlafanzugjacke an und legen sich auf das Gebärbett. Wenn die Klinik auf Partnerhilfe eingestellt ist und über ein französiches Bett verfügt, können Sie es sich dort gemeinsam mit Ihrem Partner bequem machen. Auch Ihr Partner sollte sich dazu lokker und sauber anziehen.

Dann wird für die nächste halbe Stunde das Überwachungsgerät, der *Kardiotokograph* angeschlossen. Dazu wird unterhalb des Nabels ein Gummigürtel um den Leib gelegt, an dem 2 Rosetten befestigt sind. Der Kardiotokograph mißt sowohl die Herztätigkeit des Kindes als auch die Wehentätigkeit der Mutter. Beides wird auf einem Papierstreifen als Kurven registriert (Abb. 31), die Herztöne des Kindes werden zusätzlich durch einen Lautverstärker hörbar gemacht.

Das Kardiotokogramm muß aus juristischen Gründen über mindestens eine halbe Stunde registriert werden, um sicher zu sein, daß es dem Kind gut geht. Nur dann darf sich die Gebärende während der Eröffnungsphase frei bewegen und auch herumlaufen. Die Untersuchung wird dann in bestimmten Abständen wiederholt, um das Befinden des Kindes zu kontrollieren. Wenn die Herztätigkeit des Kindes instabil ist, aber auch bei gesprungener Fruchtblase und falscher Kindslage muß die Gebärende liegen bleiben. Der Kardiotokograph bleibt dann die ganze Zeit angeschlossen.

Durch das Kardiotokogramm kann rechtzeitig festgestellt werden, wenn die Herztätigkeit des Kindes nachläßt. In 80% der Fälle ist eine Nabelschnurumschlingung die Ursache. Dann muß die Geburt schnell beendet werden: durch Kaiserschnitt, Zange oder Saugglocke.

Sind die Herztöne des Kindes durch das Kardiotokogramm nicht optimal zu erfassen, kann eine Elektrode am Kopf des Kindes befestigt werden. Damit läßt sich die Herztätigkeit dann sicher überwachen. Allerdings muß man dazu die Fruchtblase sprengen.

Die Eröffnungsphase

Die Phase der Eröffnung ist bestimmt durch die Öffnungsarbeit des Gebärmuttermuskels und findet ihren Abschluß mit dem Durchtritt des Köpfchens aus dem Muttermund (Abb. 32). Diese Phase wird naturhaft gesteuert und kann willentlich nicht beeinflußt werden. Durch weitgehende seelisch-körperliche Gelöstheit und ständige Atmung in den Leib können Sie jedoch ihrem Kind optimale Bedingungen für das Passieren dieser ersten Pforte schaffen und sich selbst den Schmerz erleichtern. Ihr Beitrag besteht:

- im Ja-Sagen zu jeder Wehe,
- in der angepaßten Atmung,
- in völliger Entspannung,
- in der Bereitschaft zum Loslassen, Nachgeben, Aufmachen, Abgeben,
- in der dauernden Bewegung, vor allem des Beckens.

Verhalten am Anfang der Eröffnungsphase

Das wichtigste ist hier zunächst die richtige Beatmung der Wehen:

- In den Bauch einatmend das Becken leicht vorwiegen, ausatmend das Becken zurückwiegen, auf dem Gesäß vor- und zurückwiegen.

Oder:

- In den Bauch einatmend Becken nach rechts schaukeln, ausatmend Becken nach links schaukeln, hin- und herschaukeln.

Oder in Seitenlage:

- Einatmend die obere Hüfte ein wenig nach innen wiegen, ausatmend sie wieder zurückwiegen.

Oder:

- Einatmend Becken nach unten bewegen, die Hüfte mit der Bauchatmung nach unten fußwärts wiegen, ausatmend Becken zurückfallen lassen.

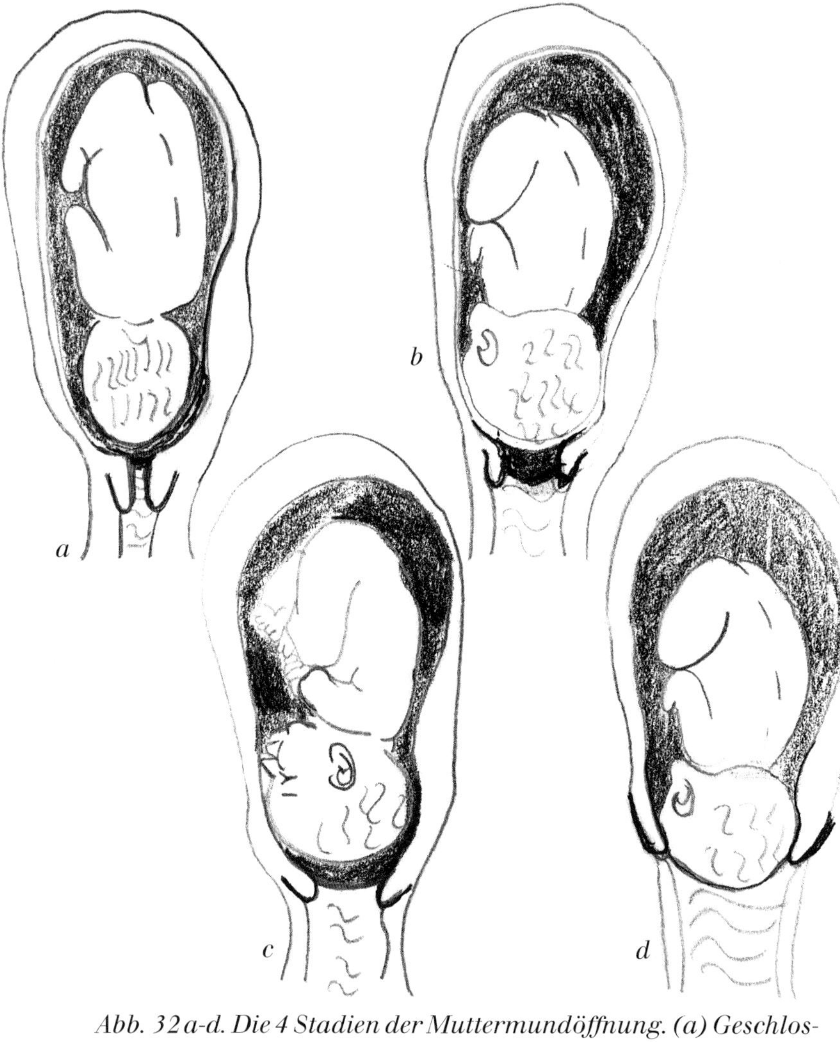

Abb. 32 a-d. Die 4 Stadien der Muttermundöffnung. (a) Geschlossener Muttermund – die Wehen sind noch leicht. (b) Verkürzter Gebärmutterhals und leicht geöffneter Muttermund – die Wehen werden schmerzhafter. (c) Tief gerutschtes Köpfchen, das jetzt quer im Beckeneingang liegt, der Gebärmutterhals ist verstrichen und der Muttermund 6-7 cm weit geöffnet – die Wehen sind jetzt sehr stark. (d) Ganz geöffneter Muttermund, noch tiefer getretenes Köpfchen, das Hinterhaupt hat sich nach vorn gedreht – sehr starkes Dehnungsgefühl

Bleiben Sie bei der Bauchatmung in Ihrem eigenen Rhythmus und passen Sie die Bewegung entsprechend an. Durch die Bewegung können Sie den Schmerz „verteilen" und damit verringern. Keine Wehe sollte deshalb ohne Bewegung bleiben.

Die Eröffnung im Liegen

Bis vor nicht allzulanger Zeit mußte die ganze Eröffnungsphase im Liegen bewältigt werden. Heute müssen Sie nur noch liegen bleiben, wenn der Kardiotokographiebefund die freie Bewegung nicht erlaubt. Beatmen Sie die Wehen wie oben beschrieben, bis sie stärker und schmerzhafter werden und die Wehenpausen sich verkürzen.

Eröffnungswehe im Bett liegend (Abb. 33)

- Stellen Sie die Beine auf und legen Sie die Hände locker auf die Innenseiten der leicht geöffneten Oberschenkel.
  Beim Einatmen die Knie locker zur einen, beim Ausatmen zur anderen Seite fallen lassen. Diese Bewegung lockert die Gebärwege und fördert so den Öffnungsvorgang.

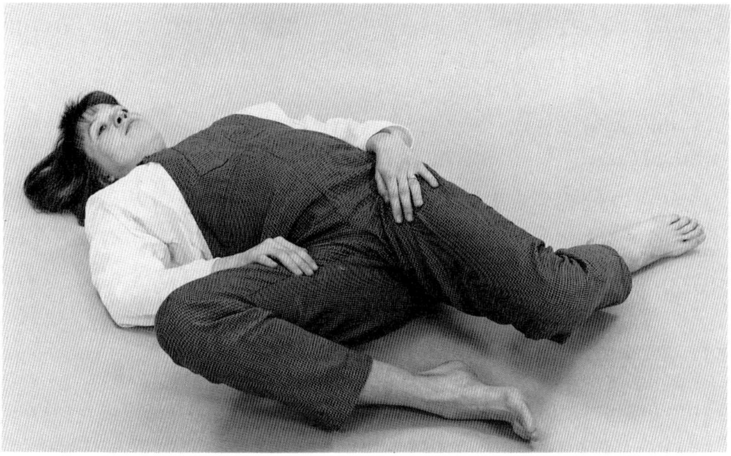

Abb. 33. Bewegung bei Eröffnungswehen im Liegen

Beatmung einer Eröffnungswehe

Manchmal ist es wegen der Wehenschmerzen schwer, den eigenen Atemrhythmus zu halten. Dann hilft die Atmung nach folgendem Zählschema:

Einatmen: 1 – 2 – 3	in den Bauch hinein,
ausatmen.	
Einatmen: 1 – 2 – 3 – 4	in den Schmerz hinein,
ausatmen.	
Einatmen: 1 – 2 – 3 – 4 – 5	dem Kinde zu,
ausatmen.	
Einatmen: 1 – 2 – 3 – 4 – 5 – 6 – 7	der Höhepunkt der Wehe wird erreicht,
ausatmen.	
Einatmen: 1 – 2 – 3 – 4 – 5 – 6 – 7	in den Höhepunkt hinein,
ausatmen.	
Einatmen: 1 – 2 – 3 – 4 – 5	der Höhepunkt ist überschritten, deshalb wird es leichter, die Wehe nimmt ab,
ausatmen.	
Einatmen: 1 – 2 – 3 – 4,	
ausatmen.	
Einatmen: 1 – 2 – 3	die Wehe schwindet,
ausatmen.	

Es folgt der große Atemzug fürs Kind.

Verhalten bei starken Wehen

Nun ziehen starke schmerzende Wellen durch den Körper. Der Steigerung des Schmerzes entsprechend wird nun kräftiger in die Wehe hineingeatmet, denn es wird mehr Sauerstoff ge-

braucht. Beim Einatmen wird nun zusätzlich zum Bauchraum auch der Rippenraum mit Luft gefüllt. Beim Ausatmen wird die Luft mit offenem Mund hörbar ausgestöhnt.
Der Partner drückt während des Einatmens seine gespreizte Hand kräftig auf das Kreuzbein der Frau. Sie drückt dagegen, macht einen Rundrücken und richtet dabei das Becken etwas auf. So wird der Weg dem Kind vorgezeichnet, denn bei gekipptem Becken der Mutter müßte es sonst eine Art Kurve machen, um sich unter dem Schambein durchzuquälen.
Durch den Druck seiner Hände bewirkt der Partner eine gewisse Schmerzlinderung, da das Druckgefühl einen Teil der Aufmerksamkeit vom Wehenschmerz abzieht und ihn dadurch als schwächer empfinden läßt. Auch das Drücken mit den Dau-

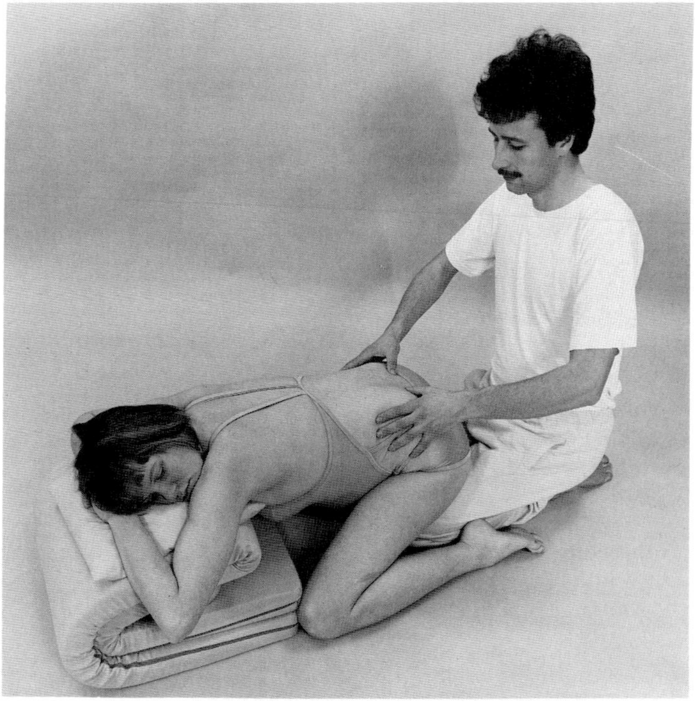

Abb. 34. Druck auf die Michaelis-Raute am Kreuzbein

men in die Michaelis-Raute (die beiden Grübchen auf dem Kreuzbein) während des Einatmens trägt zur Schmerzlinderung bei (Abb. 34).
Beim Ausatmen lassen Druck des Partners und Gegendruck der Frau nach. Am Ende der Wehe folgt dann der große Atemzug fürs Kind und in der anschließenden Wehenpause die Entspannung.
Bis zum Beginn der nächsten Wehe massiert der Partner das Kreuzbein der Frau, um damit ihren Stoffwechsel anzuregen. Die Schlackenstoffe, die bei der Wehenarbeit entstehen, werden abtransportiert, und die Frau wird wieder frischer.
Wie stark Druck und Massage sein und wo sie ansetzen sollen, hängt von dem individuellen Empfinden der Frau und vom Fortschritt der Geburt ab. Zu Beginn wird meist ein weiter oben ansetzender Druck als angenehm empfunden, während der Partner später den Druck tiefer geben muß.
Wenn der Muttermund etwa 5 cm weit geöffnet ist (in etwa Halbzeit der Eröffnungsphase) dauern die Wehenpausen noch ungefähr 2 Minuten. Dies reicht – je nach Atemrhythmus – noch für 12–16 Atemzüge, genug Zeit, um sich zu erholen, wenn die Pause entspannt erlebt wird.

In manchen Gegenden Indiens wird zu Beginn der Eröffnungsphase neben die Gebärende eine Hibiskusblütenknospe gelegt. Langsam öffnet sich diese wie der Muttermund, bis beide nach ca. 8 Stunden geöffnet sind. Ein schönes Bild: Muttermund, Gebärwege, Scheide öffnen sich wie eine Blume für den Austritt des Kindes.

Schwerste Wehen

Die Wehenschmerzen steigern sich gegen Ende der Eröffnung, wobei oft mehrfach eine Schmerzwand bewältigt werden muß, d.h. der Schmerzgipfel dauert länger an.

Kein weibliches Wesen, ob Mensch oder Tier, hat stärkere Wehen, als es aushalten kann.

Dieses schwerste Stadium des Gebärvorgangs dauert höchstens eine halbe Stunde. Viele Frauen sind jetzt versucht, das Handtuch zu werfen, sie wollen nicht mehr. In dieser Situation kommt es besonders auf den *Partner* an:

> Erinnern Sie Ihre Frau daran, daß es jetzt bald geschafft ist. Vielleicht kann sie sich dann einfach fallen und die letzten Wehen geschehen lassen.
> Sonst atmen Sie Ihr die Rein-rein-raus-Atmung vor, reißen Sie sie mit und atmen Sie gemeinsam, bis die Spannung sich löst:
> Rein – rein ..... hoch in den Brustraum einseufzen (ein Drittel des Atemzugs),
> raus ..... ausstöhnen (zwei Drittel des Atemzugs).
> Rein – rein ..... Flucht in den Brustraum,
> raus ..... Jaaaa.
> Rein – rein ..... Hilfe, Hilfe,
> raus ..... ich schaffe es schon

Diese Atmung muß während der Vorbereitungszeit unbedingt gemeinsam geübt werden.
Diese Phase höchster Anspannung endet mit einem starken Druckgefühl nach unten, verbunden mit heftigem Stuhldrang. Das Kind rutscht durch den geöffneten Muttermund etwa 3 cm nach unten. Spätestens jetzt muß die Hebamme gerufen werden.
Das Schwerste ist nun geschafft, die Gebärende kann sich entspannen. Oft fangen dann die Beine unwillkürlich an zu zittern, ein Zeichen der Erschöpfung nach der getanen Schwerarbeit. Durch Massage der Beine kann der Partner das Zittern leicht beheben (s. Kapitel 9).

Die Eröffnung in freier Bewegung

Wenn der Kardiotokograph gezeigt hat, daß es dem Kind gut geht, darf sich die Frau frei bewegen. Diese Bewältigung der Eröffnungsphase hat für Mutter und Kind erhebliche Vorteile. Die Mutter kann durch gezielte Bewegungen ihre Schmerzen reduzieren, und sie kann – weil in aufrechter Haltung das Atemvolumen um 10% größer ist als im Liegen – auch Kraft sparen. Außerdem verkürzt sich der Geburtsvorgang insgesamt, weil das Kind mit seinem Gewicht nach unten auf die beiden zu öffnenden Pforten Muttermund und Beckenboden drückt.

Schon vor der Geburt haben Sie in Erfahrung gebracht, ob die Klinik über ein französisches Bett verfügt oder ob die Möglichkeit besteht, eine Matratze neben das Gebärbett zu legen, denn etliche geburtsfördernde Positionen können in einem schmalen Kreißbett zusammen mit dem Partner nicht eingenommen werden.

Jede Frau kann nach ihrem Gefühl und Bedürfnis ganz eigene Bewegungsformen erfinden. In den letzten 6 Wochen vor der Geburt sollten Sie jedoch einige Möglichkeiten zusammen mit dem Partner üben, damit Sie im Bedarfsfall darauf zurückgreifen können.

- Der Partner stellt sich hinter die Frau und legt seine Hände auf ihr Becken. Sie läßt die Arme locker hängen, die Füße stehen etwas auseinander, die Knie sind nicht ganz durchgedrückt (Abb. 35).
  Beim Einatmen drehen beide Oberkörper und Becken zur Seite, ausatmend bleiben sie in dieser Haltung und wippen 2- bis 3mal leicht in die Knie. Die Frau schubst dabei ihr Kind nach unten gegen Muttermund und Beckenboden. Beim nächsten Einatmen auf die andere Seite drehen, beim Ausatmen wieder nachwippen und das Kind nach unten schubsen. Am Ende der Wehe folgt der große Atemzug fürs Kind.
- Sie können sich auch vor Ihren Partner stellen und die Arme um seinen Hals legen (Abb. 36). Er faßt Sie um das Kreuzbein oder legt eine Hand unter Ihren Bauch, um diesen zu stützen. Auch hier sind die Beine leicht geöffnet und locker in den Knien. Bewegen Sie nun Ihr Becken hin und her, vor und zurück oder im Kreis, ganz wie es Ihnen gefällt. Ihr Partner folgt Ihrer Bewegung wie beim Tanzen. Zum Schluß dann der große Atemzug fürs Kind.

- Wenn der Rücken schmerzt, tut es gut, sich anzulehnen. Die Frau stützt sich mit dem Rücken gegen die Wand. Dabei die Füße etwas von der Wand weg stellen, damit der ganze Rücken und vor allem die Kreuzbeingegend gegen die Wand gepreßt werden können. Beim Einatmen nun mit dem ganzen Rücken zur Seite rollen, beim Ausatmen zurück auf die andere Seite. Das ist eine gute Rückenmassage. Am Ende der Wehe wieder der große Atemzug fürs Kind.
- Setzen Sie sich in den Schneidersitz. Ihr Partner sitzt Rücken an Rücken hinter Ihnen ebenfalls im Schneidersitz (Abb. 37). Mit Beginn der Wehe atmen Sie in den Bauch und bewegen sich: beim Einatmen zur einen, beim Ausatmen zur anderen Seite, beim Einatmen nach vorn, beim Ausatmen zurück, oder kreisen mit dem Oberkörper. Ihr Partner folgt Ihren Bewegungen und gibt zugleich Ihrem Rücken eine elastische Stütze. Der große Atemzug fürs Kind beendet wieder die Wehe.
- Beliebt ist auch die Hockstellung: vor dem Bett, im Bett, vor einem Tisch oder Stuhl oder mit dem Partner. Dazu kniet oder hockt er vor der Frau, beide fassen sich an den Händen, und sie läßt sich in die Hocke fallen (Abb. 38). Ihre Knie sind weit geöffnet, ihre Fußsohlen stehen mit der ganzen Fläche auf dem Boden (dazu muß sie sich etwas nach hinten lehnen), ihr Rükken ist etwas rund, das Gesäß fällt in Richtung Boden, berührt ihn aber nicht. So ist der Beckenboden gedehnt, und die Bekkenöffnung ist größer als im Liegen.
  Mann und Frau wippen nun gemeinsam, um so das Kind gegen die Pforten Muttermund und Beckenboden zu schubsen. Am Schluß wieder der große Atemzug fürs Kind.
- Sie können auch in die Hocke gehen, indem Sie sich zwischen die Oberschenkel Ihres sitzenden Partners hängen (Abb. 39). Ihr Gesäß darf den Boden nicht berühren, damit Sie mit dem Becken frei wippen, kreisen oder schubsen können. Ihr Partner gibt Ihren Bewegungen nach und atmet mit Ihnen zum Schluß den großen Atemzug fürs Kind.

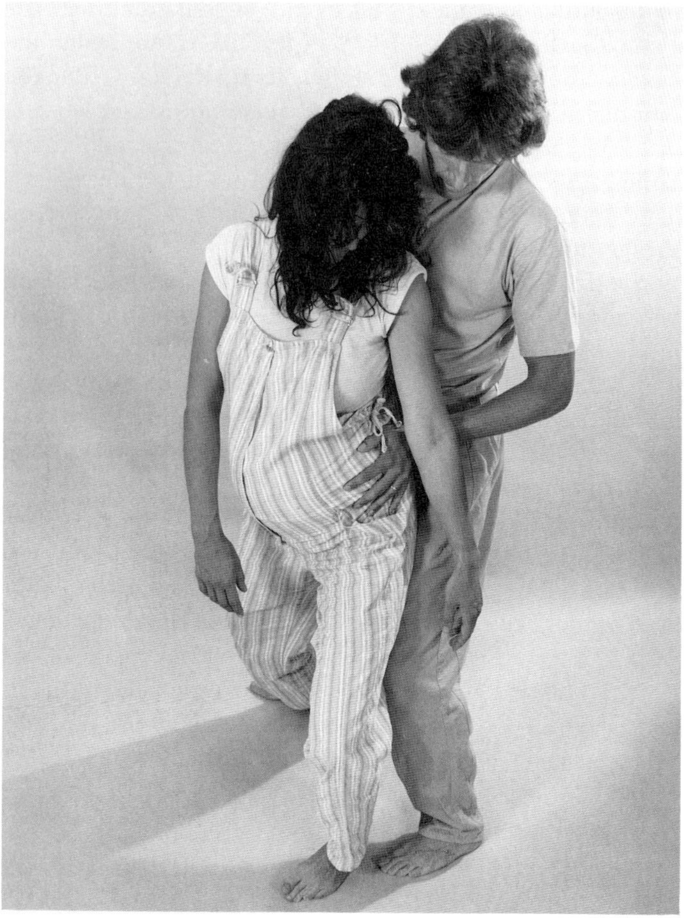

Abb. 35. Beckenbewegung, hintereinander stehen

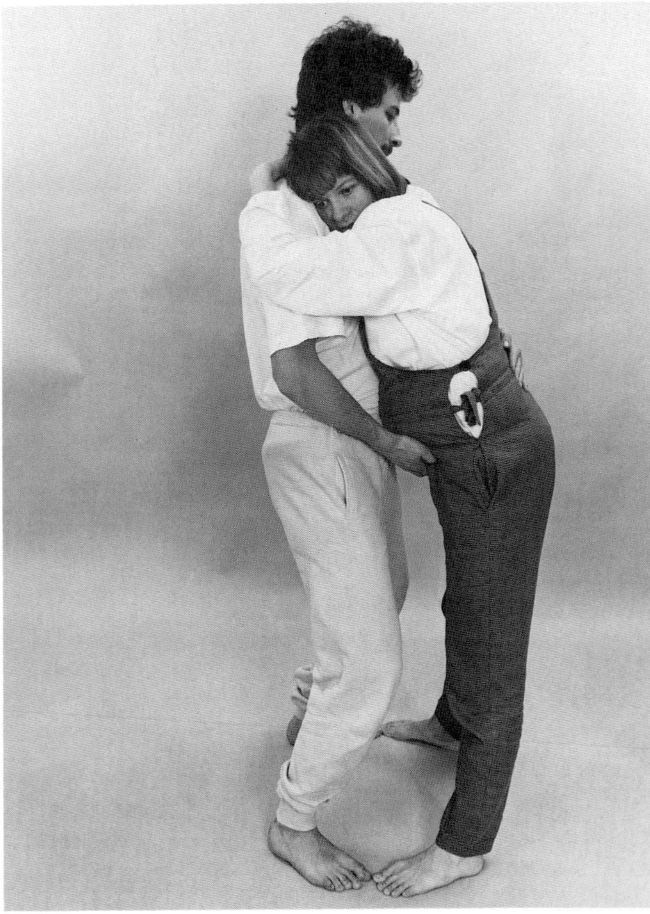

Abb. 36. Beckenbewegung, einander gegenüberstehend

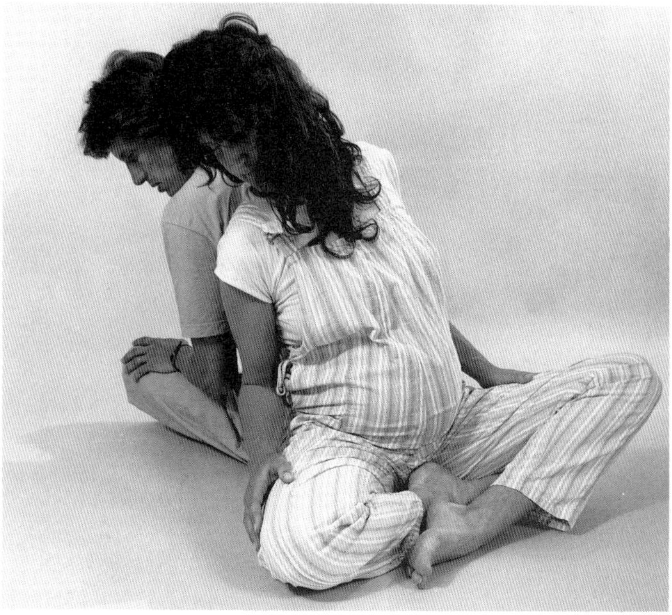

Abb. 37. Bewegungen im Schneidersitz

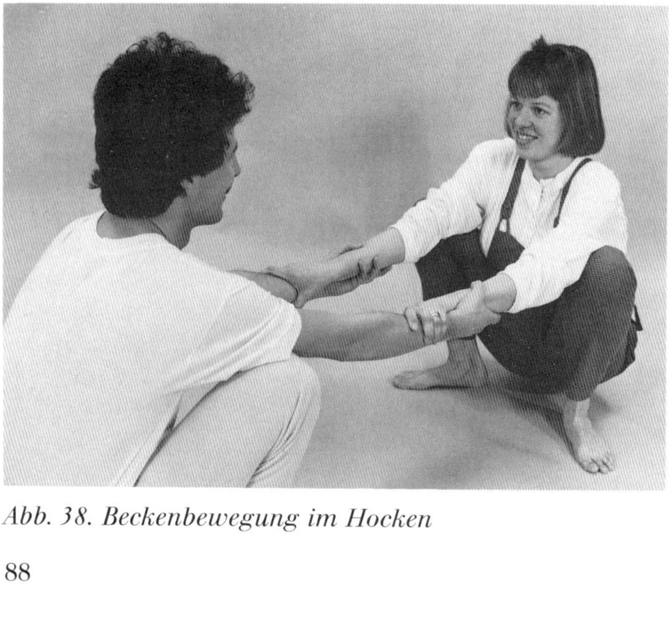

Abb. 38. Beckenbewegung im Hocken

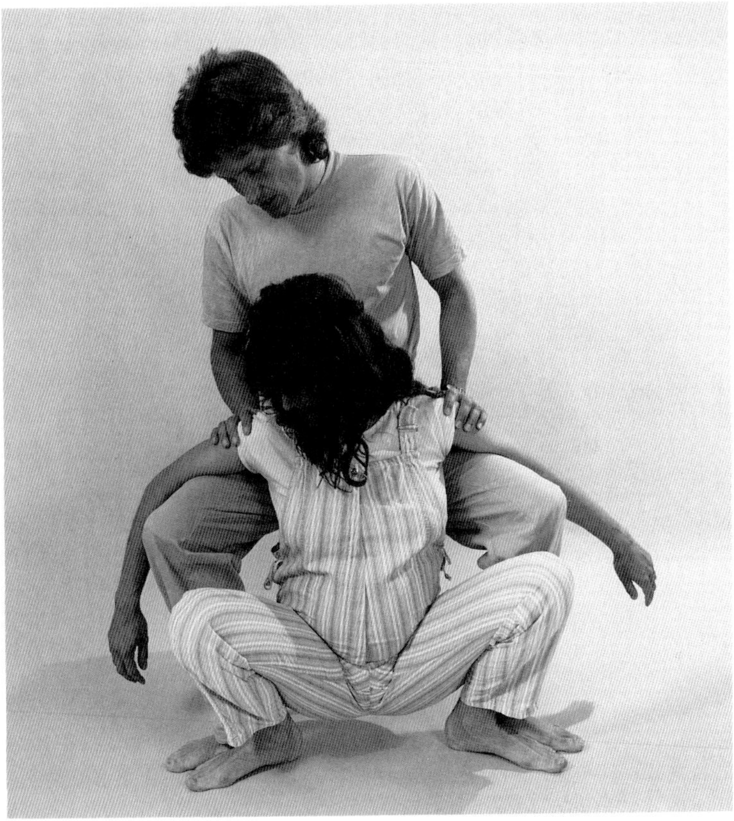

Abb. 39. Hocken zwischen den Oberschenkeln des Partners

- Bei schweren Eröffnungswehen tut es oft gut, den Bauch nach unten hängen zu lassen. Die Frau geht dazu in die Knie und stützt sich nach vorn mit Armen und Oberkörper auf einen Kissenberg oder Pezzi-Ball (Abb. 40). Der Mann rutscht mit geschlossenen Knien zwischen ihre geöffneten Beine, so daß sie auf seinen Oberschenkeln sitzt. Ihr Becken ist damit weit gestellt, ihr Rumpf völlig locker. Der Partner faßt nun ihr Becken mit beiden Händen und führt damit kreisende Bewegungen aus. Nach dem großen Atemzug fürs Kind kann er in der Wehenpause seiner Frau den Rücken massieren.

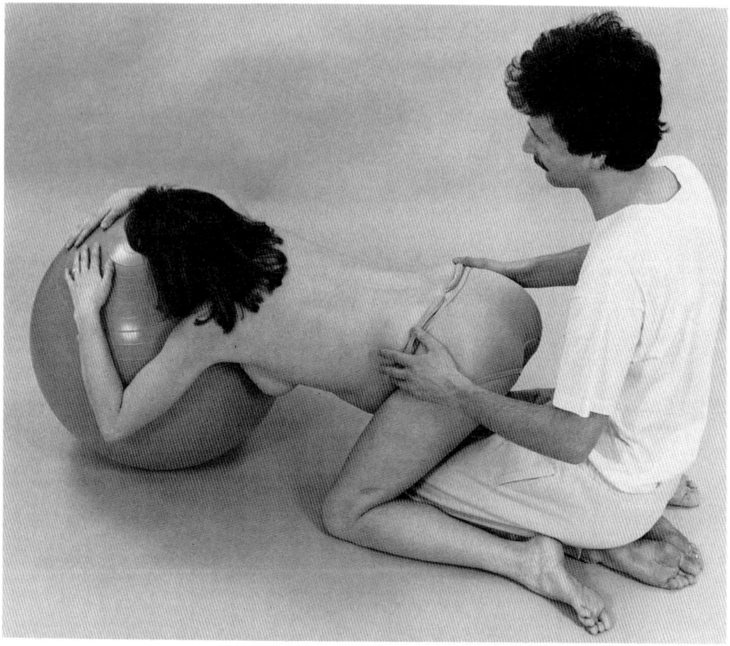

Abb. 40. Stützen auf den Pezzi-Ball

- Ist ein Pezzi-Ball greifbar, kann die Frau sich während der Wehe auch draufsetzen und auf dem elastischen Ball mit dem Becken kreisen oder auch sich mit den Füßen abstoßend darauf hüpfen. Der ganze Körper wird dadurch gelöster.

  Schließlich ist das „Kreiseln" eine Möglichkeit, über den letzten starken Schmerz am Ende der Eröffnungsphase hinweg zu kommen.

- Die Frau liegt auf dem Rücken, die Beine leicht angestellt und gespreizt. Der Partner kniet zwischen den Beinen der Frau, beide fassen sich fest an den Handgelenken (Abb. 41). Während die Frau mit offenem Mund in Bauch und Mitte einatmet, kreist er ihren Oberkörper über die Seite nach oben. Während sie die Luft ausstöhnt, führt er den Kreis über die andere Seite zuende. Ihr Kopf bleibt dabei etwas über dem Boden. Während einer Wehe wird etwa 4- bis 6mal gekreiselt, dann läßt der

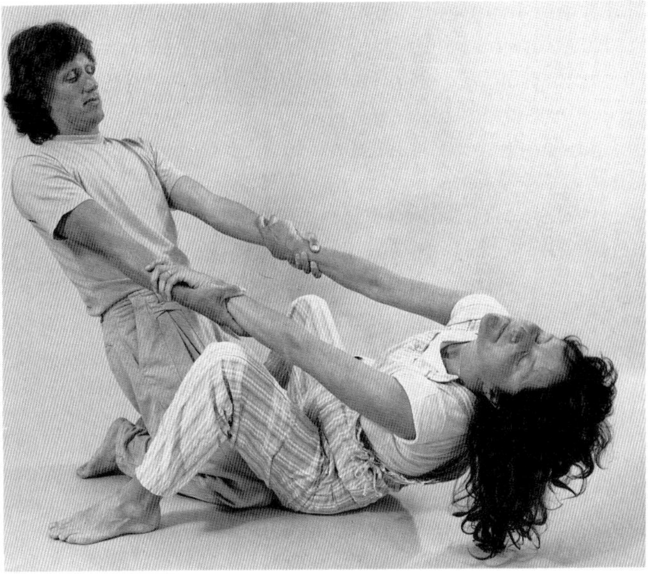

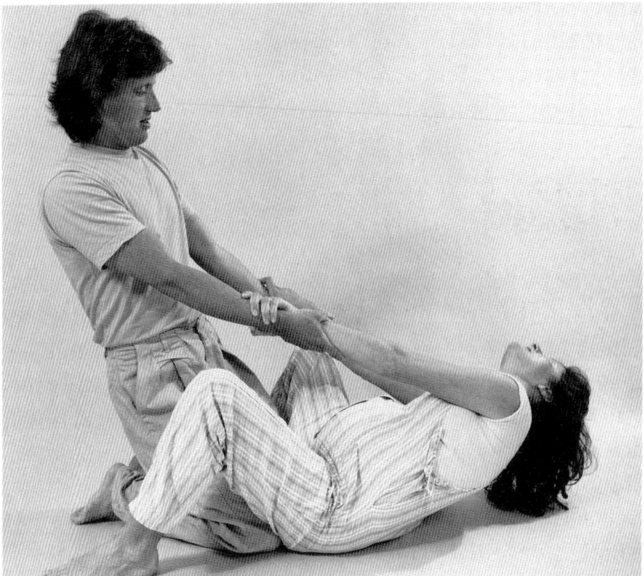

Abb. 41. Kreiseln

Mann die Frau zart auf das Bett zurücksinken. Es folgt der große Atemzug fürs Kind. Während der Wehenpause bleibt der Partner zwischen den Beinen der Frau sitzen und streichelt ihre Oberschenkel.
Bei der nächsten Wehe wird der Kreis zur anderen Seite geführt.
Wenn Ihnen bei dieser Übung etwas schwindelig wird, das schadet nichts. Hauptsache ist, Sie lassen sich völlig gelöst und willenlos von Ihrem Partner bewegen, so daß alle Abwehrspannungen abgebaut werden. Also nicht selber mitturnen!
Eine solche aktive Mitarbeit beider Partner wird am besten gelingen, wenn auch im Umfeld eine entspannte, liebevolle Atmosphäre herrscht und Arzt und Hebamme diese Mitwirkung gutheißen und fördern.

Die Zwischenphase der Ruhe

Wenn der Muttermund vollständig geöffnet und der Kopf des Kindes etwa 3 cm weit aus der Gebärmutter herausgerutscht ist, folgt eine Art Verschnaufpause von ca. 15–40 Minuten, in denen das Köpfchen nochmals 3 cm nach unten rutscht. Die Hebamme ist nun ständig anwesend und fühlt im Vaginalbereich nach, wann das Kind weit genug ist, daß aktives Mitpressen sinnvoll wird.

Zu frühes Pressen ist Kraftverschwendung!

Zum besseren Verständnis dieses Vorgangs können die jedem bekannten Empfindungen beim Stuhlgang dienen. Jeder hat schon erlebt, wie es ist, wenn man unter Zeitdruck steht und nach dem Frühstück noch schnell den Stuhlgang erledigen will. Er kündigt sich zwar schon an – man spürt schon etwas –, aber beim „Drücken" ist doch noch kein Erfolg zu erwarten. Denn auch der Stuhlgang wird naturhaft gesteuert, bis er eine Reizzone erreicht hat, in der das Pressen effektiv wird.
Ähnlich ergeht es der Frau in der Verschnaufpause vor dem Pressen. Warten Sie deshalb geduldig und locker, bis die Hebamme das Startsignal gibt.

Die Austreibungsphase

In dieser letzten Phase der Geburt werden Beckenboden und Scheide durch die Kraft der Frau und des Gebärmuttermuskels so weit geöffnet, daß das Kind den Mutterleib verlassen kann. Der Gebärmuttermuskel drückt bei jeder Preßwehe mit einer Kraft von ca. 50 Pfund. Sie können jetzt aktiv mitarbeiten, indem Sie mitpressen und gleichzeitig die unteren Gebärwege entspannen, damit der Weg für Ihr Kind frei wird.
Im Durchschnitt sind 5–8 Preßwehen erforderlich, es können aber auch mehr oder weniger sein. Auch die Preßwehen dauern jeweils ca. 60 Sekunden, die Zeit zum Mitpressen ca. 45 Sekunden. Nach jeder Preßwehe liegt eine Pause von 4–6 Atemzügen. Immer wenn Preßdrang besteht, aber nicht gepreßt werden darf, wird gehechelt. Dies kann zu Beginn der Austreibung nötig sein, fast immer ist es beim Durchtritt des Kopfs und der Schultern des Kindes durch die Scheide erforderlich. Pro Preßwehe können Sie etwa 3mal ein- und ausatmen und dabei mitpressen.

- Atmen Sie kräftig in den Rippenraum ein, und zwar etwa dreiviertel voll. Dann blasen Sie die Luft hörbar zischend aus, während Sie mit den Muskeln, die Sie auch beim Stuhlgang brauchen, Ihr Kind sanft nach unten schieben. Lösen und entspannen Sie dabei bewußt die unteren Gebärwege, damit sich die Scheide öffnen kann. Denken Sie:

Aufmachen – loslassen – abgeben.

Auch am Ende der Preßwehe steht immer der große Atemzug fürs Kind.
Wenn mehr Krafteinsatz nötig wird, das Kind also schneller auf die Welt kommen soll, pressen Sie nach dem Einatmen mit angehaltener Luft gegen den After nach unten und atmen erst danach aus. Auch dies sollte während der Preßwehe etwa 3mal wiederholt werden.

Preßwehen

Das Pressen mit oder ohne Luftblock können Sie schon vor der Geburt beim Stuhlgang ausprobieren:

- Einatmen in Bauch- und Mittelraum,
  Luft langsam zischend ausatmen wie zum Kerzeausblasen, dabei den Stuhl sanft nach unten schieben.
- Oder:
  Einatmen in Bauch- und Mittelraum,
  Luft nach unten drängen (Kopf darf nicht rot werden, deshalb am besten etwas nach unten neigen),
  Luft anhalten,
  gegen den After Stuhl nach unten drängen.
  Ausatmen, wieder einatmen,
  Luft nach unten drängen,
  Luft anhalten,
  Stuhl nach unten drängen
  usw., bis der Stuhl heraus ist.

Im Ernstfall folgt auch hier nach jeder Wehe der große Atemzug fürs Kind.

Die Austreibung in Partnerarbeit

Sie können Ihr Kind in den verschiedensten Stellungen gebären, z.B.

- im Gebärstuhl sitzend,
- im Schoß des Partners sitzend (Abb. 42),
- auf einem Hocker sitzend, wobei der Partner auf einem zweiten Hocker dahinter sitzt, so daß Sie sich in seinen Schoß lehnen können,
- in der Hocke,
- in Knie-Unterarm-Position auf einen Kissenberg gestützt.

Die Wahl der Gebärhaltung hängt – außer von Ihren eigenen Wünschen – auch von der Ausstattung der Klinik, der Kindslage und dem Rat der Hebamme ab.

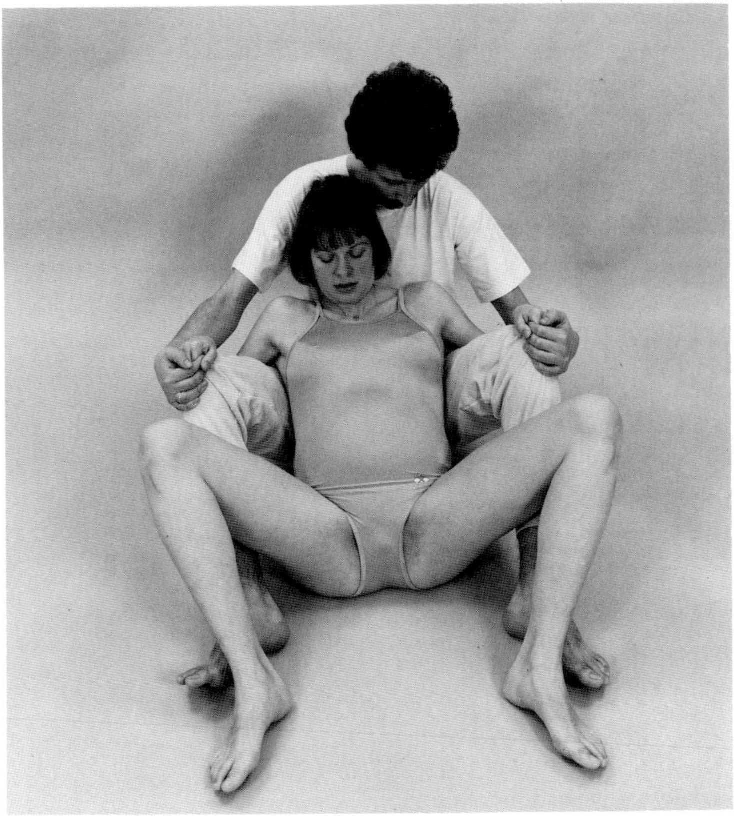

Abb. 42. Pressen im Schoß des Partners

Manchmal muß deshalb in Seitenlage gepreßt werden. Das oben liegende Bein der Frau kann dabei auf die Schulter des Partners gelegt werden (Abb. 43). Dies hilft ihr, ganz gelöst zu sein.
Die Anstrengung der letzten Preßwehe ist oft von einem Gefühl des Schmerzes und der Wonne zugleich begleitet. Der Partner kann beobachten, wie sein Kind den Körper seiner Frau verläßt. Und auch die Gebärende kann, wenn sie das will, den Austritt des Kindes aus ihrem Körper in einem vorgehaltenen Spiegel mit ansehen.
Nach 5–15 Minuten wird mit ein paar sanften Wehen dann noch die Plazenta – die Nachgeburt – ausgestoßen.
Ist das Kind geboren, erfaßt die Eltern ein Glücksgefühl, sie sind überwältigt, wie unter einer Glocke abgehoben von der Realität. Diese einmalige, nie wiederkehrende Situation sollten Hebamme und Arzt nicht stören und die junge Familie eine Zeitlang allein lassen.

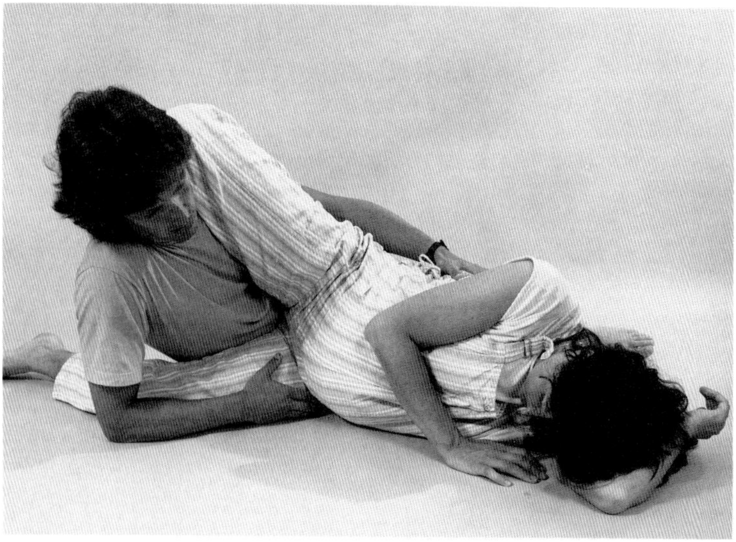

Abb. 43. Pressen in Seitenlage

Vielfach ziehen es die Gebärenden, aber auch Hebammen und Ärzte vor, die Geburt in traditioneller Weise vor sich gehen zu lassen, also ohne Partner. Doch die Gebärende ist auch hier nicht allein, die Hebamme wird ihre Partnerin sein.
Die körperlichen Vorgänge und die Atemformen sind die gleichen, wie im vorangegangenen Abschnitt beschrieben. Für die Alleingebärende gibt es jedoch zum Teil andere Ausgangsstellungen.

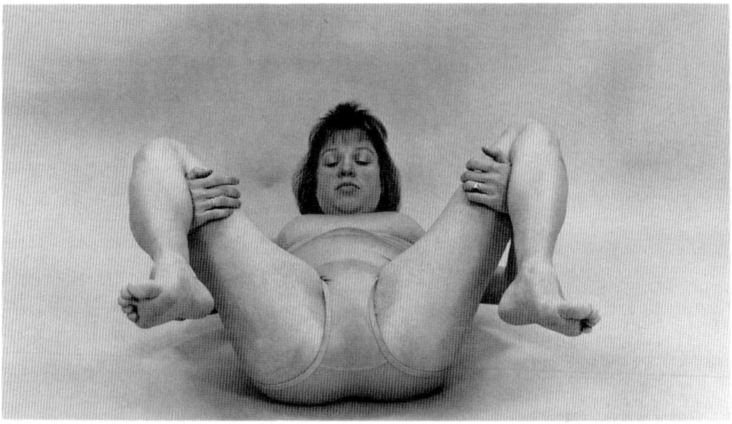

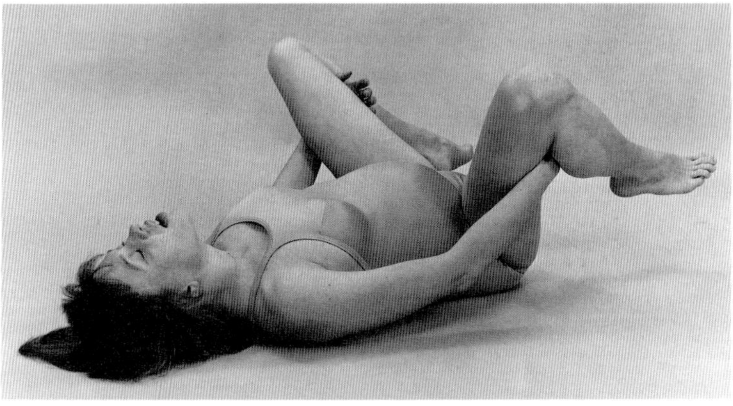

Abb. 44. Pressen (oben) und Hecheln (unten) in Rückenlage

Beim Pressen in Rückenlage kommt es darauf an, sich weitestmöglich zu öffnen (Abb. 44). Die Beine werden deshalb nicht angezogen, sondern weit geöffnet, die Knie fallen auseinander, auch die Arme sind geöffnet und nicht an den Körper gedrückt.
Das Pressen in Seitenlage ist nicht bei jeder Geburt nötig. Es sollte jedoch trotzdem, und zwar auf beiden Seiten geübt werden, da manchmal abwechselndes Pressen auf der linken und rechten Seite erforderlich ist, um den Kopf des Kindes richtig einzustellen (Abb. 45).

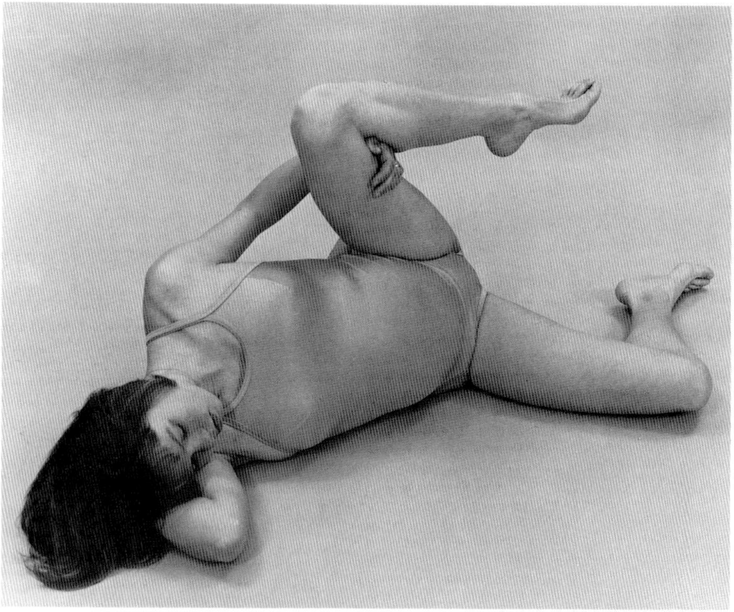

Abb. 45. Pressen in Seitenlage

Kapitel 13 Stillen

Für die Mutter ist das Stillen die innigste Form der Zuwendung zu ihrem Kind.
Die Fähigkeit der Mutter, Milch zu produzieren, und der Saugreflex des Kindes sind in den ersten Lebensstunden am stärksten ausgeprägt. Nach 6 Stunden lassen diese Reflexe nach und setzen erst nach 2 Tagen wieder ein. Dann kann aber die Milchproduktion schon beeinträchtigt sein. Das Kind sollte deshalb sofort nach der Geburt zum ersten Mal angelegt werden.
Daneben hat das frühzeitige Anlegen des Kindes noch weitere Vorteile:

- Die Vormilch bietet dem Kind wichtige Immunstoffe, die es vor Infektionskrankheiten schützen. Darüber hinaus hat sie eine leicht abführende Wirkung und reinigt so den kindlichen Darm.
- Der oft schmerzhafte, abrupte Milcheinschuß entfällt, die Milchbildung kann sich langsam einspielen.
- Beim Stillen wird Oxytocin frei, was sich durch Ziehen in der Gebärmutter äußert. Damit werden das Zusammenziehen des erschlafften Uterus gefördert und Blutungen verhindert.

Auch wenn heute leider die Muttermilch durch verschiedenste Umweltgifte belastet ist, so gilt dennoch:

Muttermilch kann durch keine andere Nahrung optimal ersetzt werden.

Brustgenährte Kinder sind weniger anfällig für Allergien, für Infektionen der Atemwege und des Darms. Und für Frauen, die gestillt haben, sinkt das Brustkrebsrisiko.

Zudem ist das Stillen die beste Gewähr dafür, daß die Brüste nach der Schwangerschaft fest und straff bleiben. Denn bei der Milchproduktion werden Muskelanteile der Brust kontrahiert, die durch keine Gymnastik trainiert werden können.

Beim Stillen haben Sie das Fläschchen immer dabei. Kein Abmessen, kein Anrühren, kein Aufwärmen, kein Sterilisieren.

Das richtige Stillen

Ihre Stimmung beim Stillen überträgt sich auf das Kind. Wenn Sie entspannt und ruhig sind, wird es auch ruhig trinken können. Sind Sie unsicher, unruhig oder in Eile, dann wird auch das Baby aufgeregt reagieren. Für das Stillen gelten die gleichen Empfehlungen wie für das Gebärverhalten:

Entspannen – sich Zeit nehmen – ruhig atmen – sich öffnen.

Lockern Sie den Schultergürtel durch Ellbogenkreisen. Das ist gut für die Durchblutung und fördert die Milchbildung. Führen Sie dann die Brustwarze an den Mund des Kindes heran. Nicht wieder zurückziehen, sonst kann die Brustwarze vom harten Gaumen des Kindes verletzt werden!
Wenn Sie das Kind 5- bis 6mal am Tag anlegen, spielt sich die Milchproduktion auf seine Nahrungsbedürfnisse ein. Auf keinen Fall sollten Sie das Kind immer, wenn es schreit, an die Brust legen. Ihrem Kind nützt das nichts, und Sie bekommen höchstens wunde Brustwarzen.

Die Brust ist kein Schnullerersatz, sondern die Nahrungsquelle!

Die Pause von ca. 3 Stunden zwischen den Mahlzeiten ist auch nötig, damit Ihre Brust wieder ausreichend Milch produzieren kann. Und das Kind braucht die Pause, um zu verdauen.

Stopfen Sie Ihrem Kind also nicht gleich den Mund, wenn es schreit. Erfahrene Hebammen und Mütter mit mehreren Kindern werden Ihnen bestätigen, daß die Kinder das Schreien für ihre Entwicklung brauchen. Beim Schreien bewegt das Kind den ganzen Körper, es trainiert seine Muskeln, es wird beim Strampeln seine Blähungen los, und seine Verdauung wird angeregt. Und auch der Spruch: „Schreien kräftigt die Lungen", ist gar nicht so falsch. Erlauben Sie Ihrem Kind also ruhig, auch einmal zu schreien. Sie bekommen schnell ein Gefühl dafür, wann es Zeit ist, zu ihm zu gehen und es zu beruhigen.

Gedeiht das Kind gut und nimmt es zu, sollten die nächtlichen Nahrungspausen allmählich verlängert werden. Ihr Kind lernt damit, daß die Nacht zum Schlafen da ist. Im Alter von 3–4 Wochen hat es sich auf den neuen Rhythmus eingestellt und kann dann etwa von 12 Uhr nachts bis 6 Uhr morgens durchschlafen.

Wenn ein Kind mit mehreren Monaten „seinen Rhythmus noch nicht gefunden hat", dann liegt es meist eher an der Mutter als am Kind.

Das Kind braucht eine ausgeschlafene, zufriedene Mutter, keine übernächtigte, gereizte Betreuerin.

Da das Kind über die Muttermilch alles mitißt, was die Mutter zu sich nimmt, ist eine gewisse Vorsicht angebracht. Alkohol und Nikotin bekommen dem Baby noch weniger als den Erwachsenen. Blähende Nahrung verursacht auch beim Kind Blähungen, und Zitrusfrüchte können zu Wundsein führen.

Förderung der Milchbildung

In jeder Brust haben etwa 20–30 Gramm Milch Platz. Das Mehr an Milch, welches das Kind benötigt, wird erst aufgrund des Saugreizes beim Stillen gebildet. Wenn Sie das Kind regelmäßig anlegen, spielt sich die Milchproduktion auf seinen Bedarf ein.

Zusätzlich können Sie morgens und nachmittags einen Tee aus zu gleichen Teilen Fenchel, Anis, Brennessel und Kümmel trinken oder morgens und nachmittags je einen Teelöffel gemahlenen Kümmel mit etwas Flüssigkeit herunterspülen.
Auch Karotten, Walnüsse und Johannisbeeren gelten als milchfördernd.
Ebenso kann eine *Vibrationsmassage* die Milchbildung anregen. Setzen Sie sich dazu auf einen Hocker, Ihr Partner setzt oder stellt sich hinter Sie. Dann legt er je drei Finger nebeneinander oben zwischen Ihre Schulterblätter und bewegt sie vibrierend neben der Wirbelsäule entlang bis zum Beckenrand. Die Massage soll immer von oben nach unten verlaufen (Abb. 46).

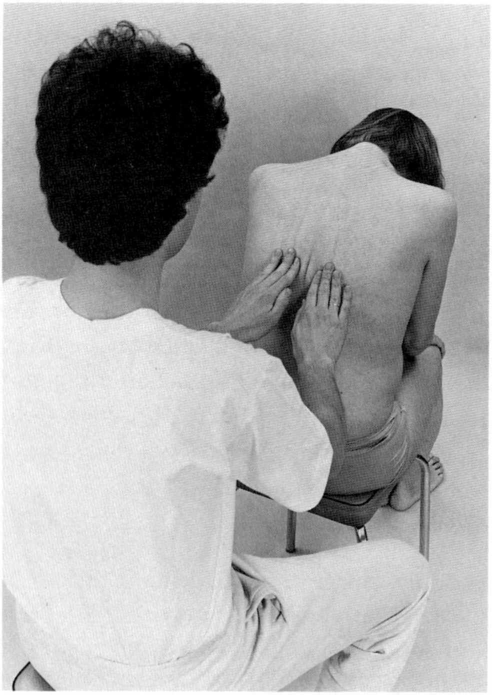

Abb. 46. Vibrationsmassage zur Förderung der Milchbildung

Beschwerden beim Stillen

Stauungen in der Brust

Nehmen Sie dreimal täglich 5 Tropfen Phytolacca ein. Zusätzlich hilft oft ein altes Hausmittel: Umschläge aus Magerquark (Zimmertemperatur), die mehrmals täglich auf die Brüste gebracht werden und mindestens 3 Stunden einwirken sollen. Außerdem können Sie die Brustmuskulatur massierend ausstreichen. Dazu mit den 2 oder 3 mittleren Fingerkuppen beider Hände von außen in Richtung Brustwarzen (diese nicht berühren) streichen und so beide Brüste gleichzeitig sternförmig ausstreichen. Diese Massage fördert die Bildung der Vormilch und bewirkt den allmählichen Milcheinschuß.
Ebenfalls geeignet ist die in Kapitel 9 gezeigte Brustmassage.

Wunde Brustwarzen

Normalerweise ist es nicht ratsam, bei wunden Brustwarzen mit dem Stillen auszusetzen, zumal der Speichel des Kindes auch heilende Substanzen enthält.
Nach dem Stillen sollte auf die wunden Stellen Beinwellsalbe, Rotöl oder Mercuralis perenus 10% aufgetragen werden. Sie können nach dem Trinken auch ein paar Tropfen Muttermilch auf den wunden Brustwarzen trocknen lassen. Dies wirkt wie ein Schutzfilm auf den verletzten Stellen.
Gute Erfahrungen wurden auch mit einer Behandlung mit Oleum lactagonicum – 2 Stunden vor und 2 Stunden nach dem Stillen aufgetragen – gemacht.

Abstillen

2 Tage lang die 2. Brustmahlzeit durch die Flasche ersetzen.
2 Tage lang zusätzlich die 3. Brustmahlzeit durch andere Kost ersetzen.
2 Tage lang zusätzlich die 4. Brustmahlzeit durch andere Kost ersetzen.
2–4 Tage lang die 5. Brustmahlzeit durch andere Kost ersetzen.
Dann nur noch morgens beide Brüste geben. Bei Nachlassen der Milchmenge
1 Tag aussetzen,
2 Tage aussetzen,
3 Tage aussetzen.
Schließlich ein letztes Mal morgens anlegen.
Die Milch versiegt so ganz von selbst, weil der ständige Produktionsanreiz, das Anlegen eingestellt wird.

Kapitel 14 Rückbildung

Nach der Geburt müssen sich die in der Schwangerschaft veränderten und geforderten Organe wieder normalisieren. Rückbildungsübungen können diesen Prozeß unterstützen und sollten besonders von älteren Erstgebärenden ernst genommen werden. Doch wird es letztlich im Interesse jeder Wöchnerin liegen, ihrem strapazierten Körper wieder zur gewohnten Spannkraft zu verhelfen.

Das Wochenbett

Natürlich darf nur nach einer komplikationsfreien Geburt sofort mit den Rückbildungsübungen begonnen werden. Sonst entscheidet der Arzt, wann mit den Übungen begonnen werden darf. Das Training wird dann aufgeschoben, aber niemals aufgehoben.
Gleich nach der Entbindung wird die *Bauchdecke* geprüft:

- Sie liegen auf dem Rücken und stellen die Beine an. Eine Hand liegt unter dem Nacken, die andere Hand stellen Sie aufrecht längs auf die Bauchmittellinie, so daß 2 Finger oberhalb und 2 unterhalb des Nabels stehen.
  Jetzt Kopf und Schultergürtel anheben, dabei spannt sich die Bauchmuskulatur an (Abb. 47).

Rutschen nun die aufgestellten Fingerkuppen wie durch einen Schlitz in den Bauch hinein, besteht ein Bruch der Bauchdecke, eine sog. Rectusdiastase.
Dies liegt daran, daß der Bauch während der Schwangerschaft dem raumfordernden Kind nachgegeben hat. Der Spalt wird sich weitgehend von selbst wieder schließen. Pfuschen Sie dabei der Natur nicht ins Handwerk und unterlassen Sie in der

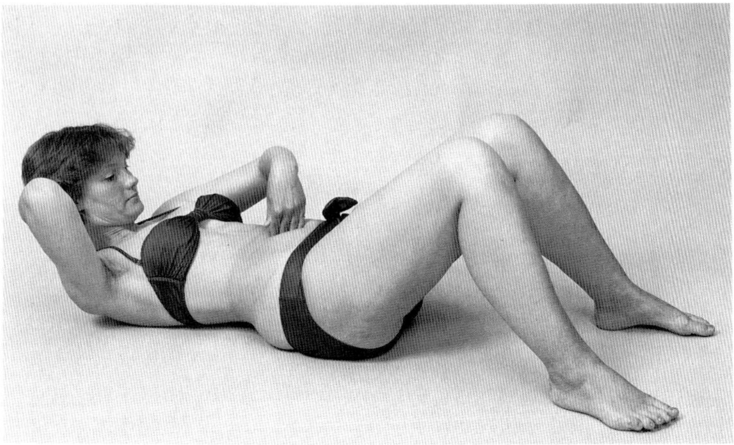

Abb. 47. Prüfen der Bauchdecke

ersten Zeit Übungen, welche die geraden Bauchmuskeln belasten. Solange Wochenfluß besteht, sollten Sie deshalb nie beide Beine gemeinsam heben und senken, sondern immer eines nach dem anderen.

- Zur besseren Regulierung des Wochenflusses jeden Tag etwa 40 Minuten auf den Bauch legen.
- Vor und nach jedem Stillen mit den Ellbogen 5mal rechts und 5mal links herum kreisen.
- Im Laufe des Tages mehrmals hintereinander den Bauch kräftig einziehen.

Beim Gehen die Bauchmuskeln betätigen:

2 Schritte lang den Bauch einziehen,
2 Schritte lang den Bauch locker lassen.

Nicht das dauernde Einziehen stärkt die Bauchmuskeln, sondern der ständige Wechsel von Einziehen und Lockerlassen. Denken Sie an Ihren Lieblingsrock oder die Lieblingshose, die Sie bald wieder anziehen möchten! Und tragen Sie auf keinen Fall einen Hüfthalter. Dadurch würden die Bauchmuskeln noch zusätzlich erschlaffen.

- Wenn Sie den Beckenboden wieder schmerzfrei anspannen können, beginnen Sie – am besten im Sitz- oder Vollbad – mit dem Beckenbodentraining. Spannen Sie dazu wie während des Trainings in der Schwangerschaft die Muskeln mehrmals an und lockern sie dann wieder.

Massieren Sie Ihre *Beine*.

- In Rückenlage mit angestellten Beinen heben Sie dazu ein Bein an, umfassen mit beiden Händen das Fußgelenk und streichen das Bein wegstreckend die Unterschenkel herzwärts aus (Abb. 48). In der Kniekehle den Druck vermindern und dann mit wieder stärker werdendem Druck den Oberschenkel bis zum Beckenkamm ausstreichen. Krampfadergebiete müssen Sie bei der Massage auslassen.

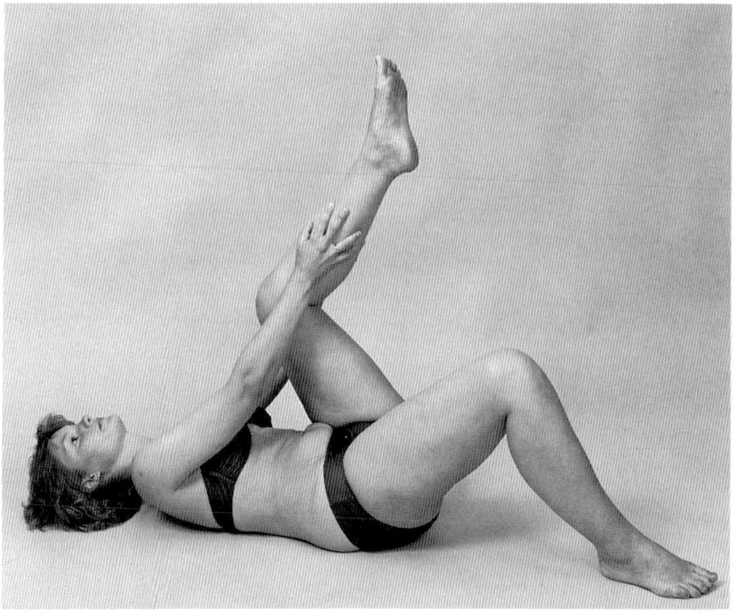

Abb. 48. Beinmassage

Verdauungsfördernd kann eine *Bauchmassage* wirken.

- Sie liegen wieder mit angestellten Beinen auf dem Rücken. Legen Sie die rechte Hand unterhalb des Nabels quer auf den Unterbauch, die linke Hand ruht auf der rechten (Abb. 49). Nun mit leichtem Druck von der linken auf die rechte Hand diese nach rechts beginnend kreisend um den Nabel herumschieben. Diese Massage immer nur im Uhrzeigersinn, niemals andersherum durchführen!
  Diese Bauchmassage hilft auch bei Nachwehen, die häufiger bei Mehrgebärenden auftreten. Nachwehen sollten wie die Eröffnungswehen gezielt in den Bauch hinein beatmet werden.

Durch die hormonelle Umstellung nach der Geburt kann es um den 3. Tag herum zu einem Stimmungstief, der sog. Wochenbettdepression kommen. Dieser Zustand dauert etwa 1–2 Tage an. Der Partner sollte die junge Mutter dann besonders behutsam behandeln, bis sie sich wieder stabilisiert hat.

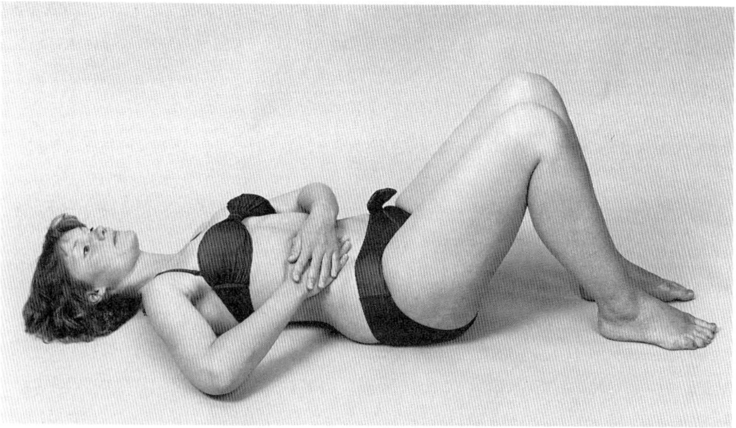

Abb. 49. Bauchmassage

Rückbildungsgymnastik

Bei den Rückbildungsübungen geht es nicht nur um die Wiedergewinnung der guten Figur, sondern insgesamt um die Wiederherstellung der körperlichen Spannkraft. Deshalb sollten sie wenigstens ein halbes Jahr lang konsequent durchgeführt werden. Die folgenden Übungen dauern zusammen etwa 20 Minuten, die Sie täglich einplanen sollten.

Bauch

- Mit angestellten Beinen auf den Rücken legen. Die Finger miteinander verschränken und die Hände so auf den Unterbauch legen. Jetzt in den Bauch einatmen und dabei mit den Händen Widerstand gegen das Herauswölben geben, dann ausatmen.
  Einmal wiederholen.
- Wieder Rückenlage mit angestellten Beinen, die Hände liegen neben dem Körper. In den Bauchraum einatmen, beim Ausatmen die Bauchdecke stark einziehen. 3mal wiederholen, dabei beim 3. Mal mit eingezogener Bauchdecke eine Weile verharren, als wollten Sie den Nabel gegen die Wirbelsäule pressen, lösen.
  Einmal wiederholen.
- Vierfüßlerstand mit leicht geöffneten Knien und locker herunterhängendem Bauch (Abb. 50). In den Bauch einatmen, ausatmend den Bauch scharf einreißen. Dabei die Wirbelsäule nicht krümmen oder bewegen.
  6- bis 8mal wiederholen.
  Machen Sie diese Übung (sie dauert nur 1 Minute) jeweils direkt nach dem Aufstehen und vor dem Zubettgehen, auch wenn Sie nachts aufstehen müssen. Bei Beckenbodenschwäche können Sie zusätzlich auch den Beckenboden anspannen.

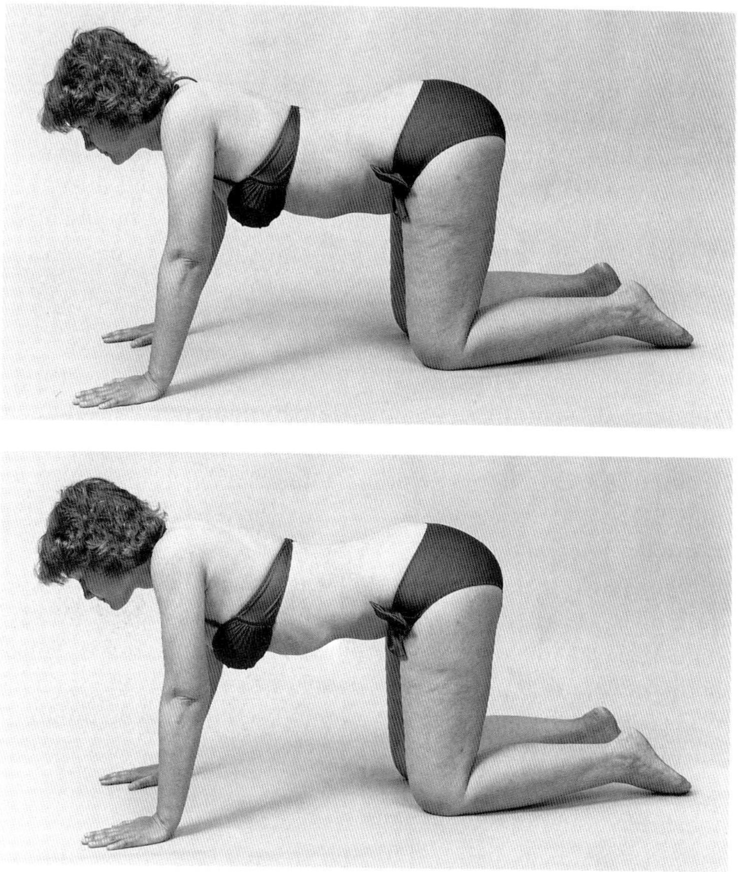

Abb. 50. Training der Bauchmuskeln

Beckenboden

- Rückenlage mit angestellten Beinen. In den Leib einatmen. Mit Beginn des Ausatmens Bauch einziehen, Wirbelsäule auf die Unterlage drücken und das After-Scheiden-Blasen-Gebiet anspannen. Ist die Luft entwichen, lockern.
  Einmal wiederholen.
- Rückenlage mit angestellten Beinen. Die Hände liegen an den Innenseiten der Oberschenkel. Beim Einatmen Knie öffnen

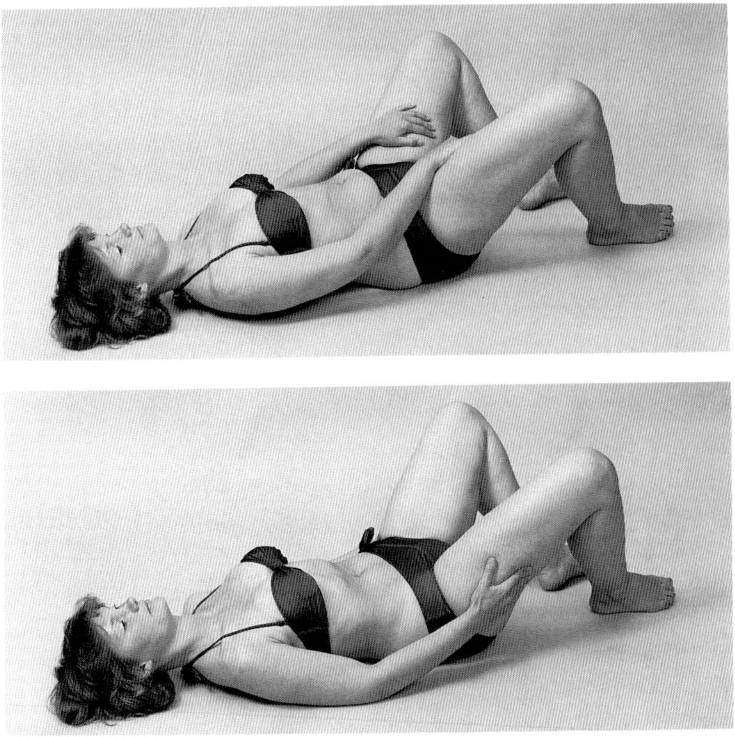

Abb. 51. Training des Beckenbodens

(Abb. 51 oben), beim Ausatmen Knie schließen und dabei Widerstand mit den Händen geben. Bauch einziehen, Wirbelsäule auf die Unterlage drücken, Beckenboden anspannen. Ist die Luft entwichen, lockern.
Einmal wiederholen.

- Rückenlage mit angestellten Beinen und weit geöffneten Knien. Die Hände liegen an der Außenseite der Oberschenkel. Beim Einatmen Knie schließen, beim Ausatmen Knie öffnen und dabei Widerstand mit den Händen geben. Bauch einziehen, Wirbelsäule auf die Unterlage drücken, Beckenboden fest anspannen (Abb. 51 unten). Lockern.
Einmal wiederholen.

- Schneidersitz. Die rechte Hand faßt das linke Handgelenk, die linke Hand das rechte Handgelenk. Die Arme befinden sich in Schulterhöhe (s. Abb. 11). Ruckartig die Unterarmmuskulatur in Richtung Ellbogen verschieben. Dabei mit jedem Ruck die Arme höher bringen bis über den Kopf, dann wieder tiefer kommen bis auf Schenkelhöhe, so daß die verschiedenen Stränge der Brustmuskulatur trainiert werden – 10mal.
  Dann Arme anders herum fassen und wiederholen.
- Schneidersitz. Arme hoch über den Kopf strecken, die Handflächen aneinanderlegen und ruckartig die Finger aneinanderpressen.
  10- bis 15mal wiederholen.
- Schneidersitz. Die Hände sind hinter dem Rücken gefaßt. Die gestreckten Arme hinten hochreißen, einmal nachfedern, dann fallen lassen (Abb. 52).
  10mal wiederholen.

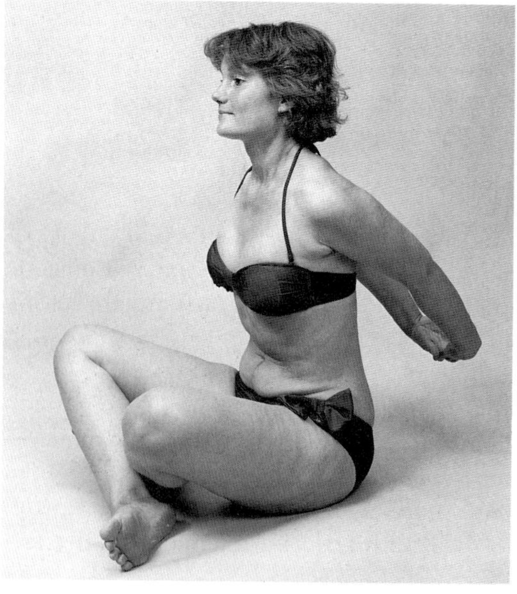

Abb. 52. Training der Brustmuskeln

- Rückenlage mit angestellten Beinen. Die Hände hinter dem Nacken verschränken.
  Einatmen. Beim Ausatmen rechten Ellbogen und linkes Knie zusammenführen – linken Ellbogen dabei nach hinten dehnen (Abb. 53). Einatmend zurück. Beim Ausatmen linken Ellbogen und rechtes Knie zusammenführen – rechten Ellbogen dabei nach hinten dehnen.
- Rückenlage mit ausgestreckten Beinen. Die Arme liegen neben dem Körper.
  Den rechten gestreckten Arm und das linke gestreckte Bein knapp über dem Körper zur anderen Seite bewegen, einmal nachfedern. Schulter und Becken werden dabei etwas angehoben.
  Dann mit linkem Arm und rechtem Bein wiederholen.
- Rückenlage mit angestellten Beinen.
  Hüften heben, so daß Knie und Schultern eine Schräge bilden. Mit dem Becken flache Kreise nach links und rechts beschreiben. Je höher das Becken angehoben bleibt und je weiter die Kreise sind, um so wirkungsvoller ist diese Übung.

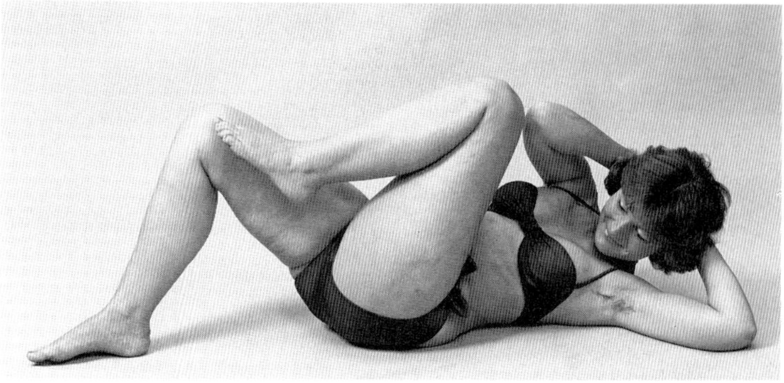

Abb. 53. Übung zur Stärkung der Taille

- Fersensitz. Arme ausstrecken. Beim Einatmen in den Kniestand kommen (Abb. 54). Beim Ausatmen Bauch einziehen, Gesäß und Oberschenkel fest anspannen, langsam auf die Fersen zurückkommen. Lockern.
- Bauchlage. Die ausgestreckten Beine anheben, so daß auch die Oberschenkel in der Luft schweben. Die angehobenen Beine weit öffnen und schließen.

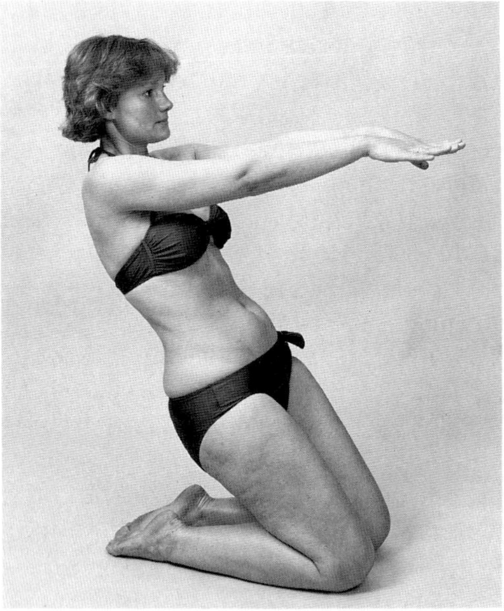

Abb. 54. Oberschenkeltraining

Kapitel 15
Antworten auf häufig gestellte Fragen

Natürlich kann dieses Kapitel keinen erschöpfenden Katalog von Ratschlägen bieten, und schon gar nicht kann es den ärztlichen Rat ersetzen. Für häufig auftretende Probleme sind aber bewährte Empfehlungen und Hausmittel zusammengestellt.

Anämie
Zur Verbesserung des Eisenhaushalts können diverse Nahrungsmittel beitragen wie:
Rote Bete, Möhrensaft, Hülsenfrüchte, Rotkohl, Feldsalat, Rosinen, Pflaumen, Nüsse, Petersilie.
Schwarzer Tee schränkt die Eisenresorption ein und sollte gemieden werden.

Autofahren
Gegen Autofahren über kürzere Strecken ist nichts einzuwenden. Beim Anschnallen den Sicherheitsgurt so anlegen, daß der untere Gurt unter dem Leib, der obere darüber verläuft. Längere Fahrten sollten Sie jedoch vermeiden oder jedenfalls größere Pausen einlegen, da durch das lange Sitzen im Auto die Durchblutung der unteren Körperhälfte beeinträchtigt wird.

Blähungen
Im warmen Vollbad den Bauch sanft im Uhrzeigersinn massieren. Eine Weile die Knie-Unterarm-Entspannungshaltung einnehmen. Lactovital einnehmen.

Blutdruck
Bei niedrigem Blutdruck helfen: Bewegung, kaltes Abbrausen nach dem Baden oder Duschen, Lakritz essen.
Bei hohem Blutdruck etwas zur Entwässerung tun: Reistage, Spargel.

Durchfall
Rohe geriebene Äpfel mit getrockneten Heidelbeeren essen.

Erbrechen
Etwa die Hälfte der Schwangeren leidet im 3./4. Monat an Morgenübelkeit. Dagegen hilft:
Vor dem Aufstehen auf nüchternen Magen langsam einen Zwieback essen.
Tagsüber alle 2 Stunden kleine Portionen mit lauwarmen Getränken, bevorzugt Apfelsaft zu sich nehmen.
In manchen Fällen helfen auch hartgekochte Eier.

Hämorrhoiden
Zwiebeln, Knoblauch und Lauch kräftigen die Blutgefäße.
Nach jedem Stuhlgang eine Paste aus zerquetschten Zwiebeln mit Butter vermengt auftragen.

Hüfthalter
Vor der Geburt ist das Tragen eines Schwangerschaftsmiederhöschens ratsam, wenn bei der ärztlichen Untersuchung ein sich anbahnender Bauchdeckenbruch festgestellt wird. Mehrgebärende, die in einer vorangegangenen Schwangerschaft einen Bauchdeckenbruch hatten, müssen unbedingt ein solches Mieder tragen.
Nach der Geburt dagegen muß die Bauchdecke trainiert werden. Deshalb niemals ein Miederhöschen tragen.

Krämpfe
In der Regel ist mangelhafte Durchblutung aufgrund von Kalzium- und Vitamin-B-Mangel die Ursache von Waden- oder Zehenkrämpfen. Im akuten Fall kann der Krampf gelöst werden, indem der betroffene Muskel ausgestrichen und gelockert wird. Vorbeugend wirken eine intensive Fuß- und Beingymnastik, am besten bei hochgelagerten Beinen sowie der Verzehr von getrockneten Aprikosen (dreimal täglich 2 Früchte), Bananen und Nüssen.

Krampfadern
Mittags möglichst die Beine hochlegen. Nachts mit erhöhten Beinen schlafen (Keilkissen oder einen Stapel Illustrierte unter die Matratze legen). Beine abends kalt abwaschen, anschließend Umschläge mit Magerquark auflegen. Bei starken Beschwerden wie Klopfen und Brennen stets einen Facharzt (Hautkrankheiten) aufsuchen.

Nachwehen
Nachwehen sind schmerzhafte Zusammenziehungen der Gebärmutter in den ersten Tagen des Wochenbetts. Besonders Mehrgebärende sind davon betroffen. Verstärkt spürbar sind sie auch beim Stillen. Sie sind Zeichen des Rückbildungsprozesses der Gebärmutter. Das In-die-Nachwehen-Hineinatmen lindert den Schmerz.

Ödeme
Sie entstehen durch Ansammlung von Flüssigkeit im Gewebe. Zur Entwässerung tragen bei: Brennesseltee, Reistage (möglichst Naturreis verwenden), rohes Sauerkraut, Asparagus+P-Tabletten (enthalten Spargel und Petersilie).

Schwitzen
Bei Haut- und Fußschweiß nicht vermehrt Sprays anwenden, sondern sich häufiger mit Wasser und Seife waschen. Dies erfrischt zusätzlich.

Schlafstörungen
Am Abend Johanniskrauttee trinken.

Sodbrennen
Die Stöße des heranwachsenden Kindes oder bestimmte Körperhaltungen können dazu führen, daß Mageninhalt in die Speiseröhre zurückfließt. Schränken Sie den Genuß von Kaffee und Zitrusfrüchten ein und essen Sie neutralisierende Speisen, z.B. grobe Haferflocken, Milch, Quark, süße Mandeln oder Haselnüsse.

Sonnenbäder
Intensive Ganzsonnenbäder belasten den Kreislauf. Deshalb nicht in der Sonne braten. Vor allem der Bauch sollte niemals der grellen Sonne ausgesetzt werden.

Striae
Das Auftreten von Schwangerschaftsstreifen ist wenig zu beeinflussen, da es von der Elastizität und Dehnbarkeit der Haut abhängt. Eine sanfte Hautmassage kann aber vorbeugend und abmildernd wirken.

Verstopfung
Es helfen: je ein Eßlöffel Leinsamen und Weizenkleie in lauwarmer Milch oder Wasser gequollen, Feigen, Backpflaumen und rohes Sauerkraut. Außerdem regelmäßige Bewegung, z. B. häufiges Beckenkreisen.

Vollmassagen
Sie sind abzulehnen, da sie den Kreislauf in der Schwangerschaft zu stark belasten.

Wochenfluß
Die handtellergroße Plazentaabrißwunde in der Gebärmutter sondert nach der Geburt ein Wundsekret ab. Häufige Bauchlage, Stillen und Rückbildungsübungen beschleunigen den Heilungsprozeß.

Zahnarzt
Der regelmäßige Gang zum Zahnarzt sollte eigentlich selbstverständlich sein, damit es erst gar nicht zu aufwendigen Zahnsanierungen kommen muß. Auf alle Fälle müssen die Zähne zu Beginn der Schwangerschaft noch einmal kontrolliert werden, da sich Schäden dann schneller entwickeln. Außerdem ist darauf zu achten, daß durch den Kalziumbedarf des Kindes der Mutter Kalzium entzogen wird.

Zahnfleischbluten
Myrrhetinktur auf das Zahnfleisch streichen.

E. v. Staehr, Wuppertal

Psychosomatische Geburtsvorbereitung und Rückbildung vertieft durch Musik

Tonkassette 1: Geburtsvorbereitung und -verlauf;
Tonkassette 2: Rückbildungsübungen nach der Geburt Musik: Flood, B. A.

1980. C60 und C30 Kassette. Textheft 1: 20 S. 45 Abb.
Textheft 2: 40 S. 31 Abb. (Verkaufspackung mit Tiefziehteil) DM 52,- ISBN 3-8070-0314-2

Diese Schallplatte sowie die Tonkassetten sind eine wertvolle Hilfe für die schwangere Frau, durch eine erlernbare Methode die Angst und die dadurch verursachte schädliche naturwidrige Verkrampfung zu verhüten und zu beseitigen. Durch die Befreiung von den Zwangserscheinungen der Angst wird die Schwangere in die Lage versetzt, an der Geburt aktiv und sinnvoll mitzuwirken und dieses Naturereignis bewußt und mit reifer Befriedigung zum größtmöglichen Nutzen für sich und das erwartete Kind zu erleben.
Die zweite Kassette enthält 36 Rückbildungsübungen (die auf der Schallplatte nicht vorhanden sind), die nach der Geburt ca. 6 Monate täglich geturnt werden sollen, damit der Körper wieder seine volle Leistungsfähigkeit und Spannkraft erlangt. Ganz besonders wird hierdurch auch die Rückbildung der Gebärmutter unterstützt. Schallplatte und Tonkassetten helfen der werdenden Mutter und unterstützen die Arbeit des Geburtshelfers und der Hebamme. Die Schallplatte enthält nicht den Text von Tonkassette II (Rückbildungsübungen). Schallplatte und Tonkassetten können einzeln erworben werden.

Springer-Verlag
Berlin Heidelberg
New York
London Paris
Tokyo Hong Kong